马大正50年
临证验案自选集

马大正　著

少见病证案

全国百佳图书出版单位
中国中医药出版社
·北京·

图书在版编目（CIP）数据

少见病证案 / 马大正著 . —北京：中国中医药出版社，2022.9

（马大正 50 年临证验案自选集）

ISBN 978-7-5132-7714-3

Ⅰ . ①少… Ⅱ . ①马… Ⅲ . ①中医妇科学 – 医案 – 汇编 – 中国 – 现代 Ⅳ . ① R271.1

中国版本图书馆 CIP 数据核字 (2022) 第 131762 号

中国中医药出版社出版

北京经济技术开发区科创十三街 31 号院二区 8 号楼

邮政编码　100176

传真　010–64405721

河北品睿印刷有限公司印刷

各地新华书店经销

开本 787×1092　1/32　印张 9　字数 148 千字

2022 年 9 月第 1 版　2022 年 9 月第 1 次印刷

书号　ISBN 978-7-5132-7714-3

定价　39.00 元

网址　www.cptcm.com

服 务 热 线　010–64405510

购 书 热 线　010–89535836

维 权 打 假　010–64405753

微信服务号　**zgzyycbs**

微商城网址　**https://kdt.im/LIdUGr**

官方微博　**http://e.weibo.com/cptcm**

天猫旗舰店网址　**https://zgzyycbs.tmall.com**

如有印装质量问题请与本社出版部联系（010–64405510）

自序

《马大正50年临证验案自选集》出版在即。此书对我来说，只是个人从医生涯的一个阶段性小结！

说是50年，其实只是一个约数，因为我真实的从医时间应从1969年开始。如此算来，应该已有54年了。

作为1949年生人，54年的从医经历不算短暂。我接触中医，还要从"文革"时期社会风行"一根针，一把草"治病说起。由于父母在运动中受到冲击，被运动边缘化的我开始对中草药感兴趣，尤其对中草药穴位外治法感到神奇。我买了许多中草药小册子，对相关内容做了札录。在知识青年支边大潮来临之前，母亲建议我学一点医学知识，说是今后或许用得着。我联系了在工人医院针灸科工作的表姐，有了3天暗中旁观的机会，因为当时"工宣队"已经进驻医院，私下带学

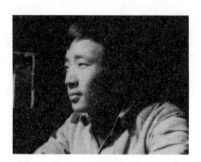

马大正青年照

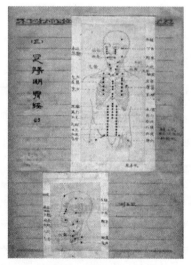

自己动手描摹的解剖穴位图

生是禁止的。1969年9月11日，读完高中一年级的我离开温州到黑龙江七台河特区东风公社万龙一队插队当农民。临走之前，我借用同学的一本针灸穴位小册子描摹了全身的经络穴位图，又向错划为"右派分子"的一位小学老师借来一部没有封面的承淡安的著作——《中国针灸学》，买了些针具，开始在自己身上试针，同时在生产队免费为农民医治疾病。

我的第一位病人，便是生产队卫生员的夫人，而这位卫生员在生产队里只是一个消炎药和止痛药的销售员。当我针到病除，解除了卫生员夫人的牙痛时，所有围观的村民都对我另眼相看。我每天坚持干完农活、晚饭之后免费为村民针灸，应诊者日渐增多。1970年秋夏之际的一场饮用水污染，导致村里痢疾大流行，虽然使用了特效药物氯霉素、痢特灵，但仍然有许多患者无法治愈。我运用学到的新针疗法，迅速治愈他们的病痛，一时名声大噪。用针灸能解决细菌感染性疾病，对我的触动很大。此后，我接触了更多北方农村的其他多发性疾病，用针灸解决了咳嗽、哮喘、慢性支气管炎、腰腿疼痛、头痛、胃痛、落枕、呃逆、急性肠胃炎、急性阑尾炎等疾病。而让我声名远播的，是我用针灸治愈了失明3年、丧失工作能力的71岁木匠李某，治好后他在月夜里已经可以看清空中的电线。他平日弃杖而行，就是为我免费打了活广告。我的事迹还在七台河特区广播了，求诊者更多，有来自邻县的农民。随着求医村民的增多，经过生产队"革委会"的讨论，让我有半天时间上门去为村民针灸治病，人们开始称我"马大夫"。

随着七台河特区的建制改为市，需要增加大量城市人口，由于我有行医特长，1972年被分配到七台河市粮食系统卫生所工作，从此开始参与医疗活动，病人以粮食搬运工人为主，接触到如腰部扭伤、关节疼痛等疾病，有时也用小儿推拿的方法为职工的子女治病。

1974年，我放弃全民所有制编制，作为集体所有制编制人员调回到温州市永嘉县罗溪公社卫生院工作，开始接触南方农村的许多流行性疾病。除了门诊、值夜班之外，还要在公社的山区巡回出诊，要开始做独当一面的医疗工作。我自学《实用内科学》，充实西医学知识。用中西医解决麻疹、腮腺炎、肺炎、肝炎、胆囊炎、胰腺炎等疾病，用中药治愈了痉挛性斜颈和牛痘疫苗所致眼睑牛痘案。

1977年10月21日，中国各大媒体公布了恢复高考的消息，中断10年的高考又要重新恢复，并透露本年度的高考将于一个月后在全国范围内进行。这次高考成为百万国人破除年龄、婚否、出身限制，而逆转命运的一次良机。我请假复习荒废了10年的从初中到高中一年级的课程，自学高二、高三的课程，便匆忙应试。考试分为初试与复试，初试淘汰了相当多的人，然后再参加复试。当年有570万考生走进曾被关闭了10年的高考考场，而全国大专院校录取的新生才27.3万人，录取率只有4.9%，包括4万名各类大专班录取的学生，创造了1952年实行统一高考以来最低的录取率，也是中国有了现代大学教育之后的最低录取率。结果我竟然考上了浙江中医学院（现浙江中医药大学）中医系，成为"文革"之后首届应试入学的大学生，从而改变了我的人生。我十分珍惜这来之不易的学习机会，由于我已经具备了一些临床实践的经验，因此在学习中对很多问题的理解有一定的优势。我1982年毕业，被分配到温州市中医院从事中医妇科工作。

1983年，我成为浙江省卫生厅指定的高级中医师吴国栋主任的学术继承人，为期3年。从老师的身上，我学到了辨证的正确和用药的精简，也目睹了经方治疗妇科疾病的奇特疗效，激发了我对妇科领域运用经方的兴趣。3年之后，我开始独立门诊，在认真踏实做好临床工作、不断提高诊疗水平的同时，我还充分利用所有的空余时间，读书、查资料，笔耕不辍，医学临床与写作相互促进，成为我有别于一般医师的特殊的进步历程。我先后编著了21万字的《中国妇产科发展史》（1991年由山西科学教育出版社出版），填补了国内中医专科史研究的空白；编著了50万字的《中医妇科临床药物手册》（1992年由安徽科学技术出版社出版），被国医大师许润三评价为国内"第一部从妇科角度编辑的中药学书籍，并具有很高的应用价值"；编著了47万字的《妇产科疾病中医治疗全书》（1996年由广东科技出版社出版）；15万字的《疑难疾病中西医结合攻略·子宫肌瘤》（2006年由上海科学技术出版社出版）；50万字的《全国老中医药专家马大正妇科医论医案集》（2006年由中医古籍出版社出版）；71万字的《妇科证治经方心裁——206首仲景方剂新用广验集》（2007年由人民卫生出版社出版）；90万字的《妇科用药400品历验心得》（2012年由人民卫生出版社出版）；200万字的《中医妇产科辞典》（2016年由人民卫生出版社出版）；25万字的《中医妇科水血学说》（2021年由中国中医药出版社出版），填补国内中医理论研究的一项空白。其中的《中国妇产科发展史》和《中医妇产科辞典》各写了8年，《中医妇科水血学说》的写作历时5年，7易其稿。发表医学文章112篇；开展学术讲座72次，其中赴德国讲座1次。1994年，赴日本参加第四届国际亚洲传统医学大会，日本汉方对仲景方剂的推崇和拓展应用让我开阔了眼界，使我逐渐转向仲景方剂在妇科领域拓展运用的研究，取得非凡成效。

由于认真研读历代妇产科文献，很好地掌握了妇产科理论，熟悉妇产科药物功效，了解各种妇产科疾病的诊疗手段，医技精进，开辟了许多妇产科疾病诊治的新思路、新方法，创制了许多临床效验方，应诊者接踵而来，会诊应接不暇，许多病种已超越妇产科范围。在医院内，年门诊量达到4万多号，独占鳌头。从1984年开始担任妇科副主任，1987年担任妇科主任，直到退休。1994~2002年任医院副院长，组建"马氏妇科"团队，成为浙南地区影响最大的中医妇产科医疗基地。

这次由中国中医药出版社出版的《马大正50年临证验案自选集》包括四个部分：①疑难重病会诊案：介绍本院或外院前来会诊的疑难重症医案；②难治病证案：介绍临床见到的难以治愈的病证医案；③少见病证案：介绍临床罕见病证的医案；④妙法巧治案：介绍灵活运用多种方法治愈的医案。

子曰："吾十有五而志于学，三十而立，四十而不惑，五十而知天命，六十而耳顺，七十而从心所欲，不逾矩。"如今我七十有四，当以"从心所欲，不逾矩"自勉！

马大正 ▓

2022年2月20日

目录

膜样痛经10年案

张某，女，24岁。初诊：2009年1月13日。

13岁初潮，经期第一天小腹疼痛较剧10年未愈。月经周期正常，经量适中，夹血块，并排出子宫内膜组织后疼痛方缓解。疼痛剧烈时，面色苍白，恶心呕吐，身出冷汗。近3个月的经量减少1/3，经前乳房胀痛。末次月经12月18日来潮。妇科检查未见异常。舌淡红，苔薄白，脉细。

中医诊断：痛经（瘀血阻滞）。

西医诊断：膜样痛经。

治法：活血化瘀。

方药：鸡内金10g，白芥子10g，丝瓜络15g，香附10g，玫瑰花10g，茺蔚子10g，红花10g，蒲黄10g，延胡索10g，7剂。

二诊：2009年2月2日。月经1月16日来潮，无子宫内膜排出，痛经消失，4天净。舌脉如上。

方药：守上方，续进7剂。

【按语】鸡内金消积，白芥子散寒止痛，丝瓜络通络止痛。

月经前后诸症6年案

刘某, 女, 46岁。初诊: 2008年5月27日。

患者经前情绪波动大, 心情烦躁, 喜哭; 饭量猛增一倍, 乳房胀痛; 每逢经期的第二天、第三天, 全身关节疼痛, 四肢酸软无力, 经后症状消失, 将近4年。月经周期23~25天, 经期3~4天, 经量正常, 经色鲜红, 夹血块, 无痛经。失眠6年, 带下不多, 二便正常。末次月经5月12日来潮。有肺部肿瘤手术切除史, 子宫肌瘤病史。妇科检查: 外阴无殊, 阴道通畅, 宫颈光滑; 子宫后位, 正常大小, 质地中等, 活动, 无压痛; 右侧附件压痛, 左侧无压痛。舌淡红, 苔薄腻, 脉涩。

中医诊断: 月经前后诸症 (肝气郁结)。

西医诊断: 经前紧张症。

方药: 佩兰10g, 刺蒺藜10g, 郁金10g, 月季花10g, 玫瑰花10g, 路路通20g, 夜交藤30g, 鸡血藤30g, 茯苓皮15g, 4剂。

二诊: 2008年6月3日。经期将近, 情绪稳定, 无明显不适。舌脉如上。

方药：佩兰10g，刺蒺藜10g，玫瑰花10g，路路通20g，夜交藤30g，鸡血藤30g，络石藤15g，丝瓜络20g，竹茹10g，5剂。

三诊：2008年6月11日。月经6月11日来潮，经量中等，4天净，月经前后一切症状均未再发生。舌淡红，苔薄白，脉细。

方药：佩兰10g，刺蒺藜10g，玫瑰花10g，合欢花10g，路路通20g，木蝴蝶4g，绿萼梅6g，郁金10g，橘核5g，5剂。

【按语】佩兰疏理气机；竹茹既可通络，又可清胃之虚热；木蝴蝶清热解郁。

· 经行发热3个月案

杨某，女，20岁，未婚。初诊：1998年8月3日。

患者经前7~10天发热已3个周期，每晚8时后体温上升，37.7~39.3℃，伴出汗、脊柱及肩关节疼痛。每次均用抗生素点滴，直至经潮，发热消退。经量较多，色鲜红。现为经前一周就诊。舌淡红，苔薄白，脉细。

中医诊断：经行发热（血热）。

治法: 凉血清热。

方药: 犀角地黄汤合青蒿鳖甲汤加味。

生地黄15g, 牡丹皮12g, 白芍12g, 水牛角15g (先浸、先煎), 青蒿10g, 地骨皮12g, 鳖甲12g, 知母12g, 白薇12g, 柴胡10g, 荆芥10g, 紫草15g, 5剂。

服药之后, 经前发热消失。

【按语】热发夜晚, 病生营血。经多色鲜, 热随血泄, 经去身凉, 凭此为据。

经行发热5个月案

谷某, 女, 36岁。初诊: 2009年12月10日。

经行发热5个月, 体温37.8~39℃, 持续2天。B超检查示右侧卵巢子宫内膜囊肿56mm×40mm。左侧子宫内膜囊肿曾行腹腔镜摘除术。月经周期30天, 经期5~7天, 经量多, 经色红, 夹血块; 痛经持续3天, 腰酸; 带下量中等, 色白, 质稀, 无异味; 纳便正常。生育史: 1-0-0-1。血常规检查正常。妇科检查: 外阴无殊, 阴道通畅, 宫颈中度炎症; 宫体后位, 正常大小，活动差，质偏硬，压痛；两侧附件压痛不明显。末次月经11月11日来潮。舌淡红，苔薄白，脉细涩。

中医诊断： 经行发热（太阳少阳合病）。

西医诊断： 右侧卵巢子宫内膜囊肿，发热待查？

治法： 和解少阳，调和营卫。

方药： 柴胡桂枝汤加味。

桂枝9g，炒白芍9g，炒黄芩9g，党参9g，炙甘草6g，半夏9g，大枣6枚，生姜5片，柴胡15g，延胡索10g，川楝子10g，蒲黄10g，五灵脂10g，益母草30g，7剂。

二诊： 2009年12月18日。月经12月13日来潮，无经行发热，痛经。B超复查右侧子宫内膜囊肿47mm×43mm。舌淡红，苔薄白，脉细。

治法： 活血消癥。

方药： 消癥汤（自拟方）。

三棱10g，莪术10g，半枝莲15g，白花蛇舌草15g，皂角刺12g，石见穿20g，牡蛎30g，海藻20g，荔枝核12g，橘核12g，制乳香4g，制没药4g，7剂。

【按语】卵巢子宫内膜囊肿是该案诱发经行发热的原因，属于瘀血发热的范畴。经期使用柴胡桂枝汤，非经期使用消癥汤，则是一种标本分治的方法。

经前1周畏寒半年案

王某，女，23岁。初诊：2020年9月24日。

因"经前1周畏寒半年余"就诊。患者近半年出现经前1周畏寒，夏天不能开空调，需盖棉被。偶痛经剧烈，伴出冷汗，需卧床休息，喝红糖水稍可缓解，纳呆，贫血，平素稍吃多时觉胃脘部顶胀。舌淡红，苔薄白，脉细。

中医诊断： 经行身冷（脾阳虚弱）。

西医诊断： 经前紧张综合征。

治法： 温中补虚，和里缓急。

方药： 小建中汤加味。

桂枝6g，炒白芍12g，炙甘草6g，鹿角胶10g（烊冲），生姜5片，红枣5枚，饴糖30mL（冲），6剂。

二诊：2020年9月30日。咽部微痛，舌脉如上。

方药： 守上方，加桔梗9g，7剂。

三诊： 2020年10月9日。自觉身体转暖，经期将近，舌脉如上。

方药： 小建中汤加味。

桂枝6g，炒白芍12g，炙甘草6g，鹿角胶10g（烊冲），益母草12g，香附6g，生姜5片，红枣5枚，饴糖30mL（冲），7剂。

四诊： 2020年10月21日。月经10月12~20日，身冷减轻，经期小腹坠痛，需卧床，下肢酸，近日晨难醒，身重。舌脉如上。

方药： 小建中汤加味。

桂枝6g，炒白芍12g，炙甘草6g，鹿角胶10g（烊冲），杜仲12g，续断12g，生姜5片，红枣5枚，饴糖30mL（冲），7剂。

五诊： 2020年10月28日。身冷明显减轻，时觉身暖，醒后神爽，大便日解2~3次，睡前尿意频，口渴。舌脉如上。

方药： 小建中汤加味。

桂枝6g，炒白芍12g，炙甘草6g，桑螵蛸15g，金樱子15g，芡实20g，鹿角胶10g（烊冲），天花粉12g，生姜5片，红枣5枚，饴糖30mL（冲），7剂。

六诊： 2020年11月7日。经将近，身穿短裤、薄衣就诊，怕冷消失，大便2~3天1次。舌脉如上。

方药： 守上方，加益母草12g，7剂。

经行头项痛剧烈10个月案

许某，女，40岁。初诊：2014年10月31日。

经期项痛剧烈近10个月，经后稍缓解，经期整个头剧烈疼痛近2个月。平素月经周期30天，经期7天，经量多，夹血块，痛经轻微，伴腰酸。经前乳房胀痛剧烈，无白带。末次月经10月17日来潮。寐难多梦易醒，纳便正常。10个月前发现第6、7颈椎突出，右侧卵巢畸胎瘤（15cm）已7年。生育史：2-0-0-1（剖宫产）。妇科检查：外阴无殊，阴道通畅，分泌物量多，透明；子宫颈光滑；宫体前位，质地中等，正常大小，活动，无压痛；两侧附件无压痛。舌淡红，苔薄白，脉细。

中医诊断：经行头项痛（太阳经络阻滞）。

西医诊断：颈椎间盘突出症。

治法：疏风舒络。

方药：葛根汤加味。

葛根20g，炙甘草6g，炙麻黄6g，羌活10g，桂枝6g，炒白芍15g，生姜4片，大枣5枚，丝瓜络10g，天麻10g，酒地龙10g，7剂。

二诊：2014年12月30日。月经12月13日来潮，头痛、颈痛均除。小便频数4天，无灼热通。舌淡红，苔薄白，脉细。

治法：清热通淋。

方药：当归贝母苦参丸加味。

当归6g，浙贝母10g，苦参10g，赤小豆20g，槟榔10g，5剂。

【按语】患者原有颈椎突出病史，经行项强剧痛，属于太阳经络血郁不通，故投葛根汤加味治疗。

经行膝痛难忍半年案

徐某，女，17岁。初诊：2013年2月15日。

患者平素月经周期40～45天，经期6～7天，经量中等，色红，夹血块，无痛经。末次月经2013年2月11日来潮。经期出现右膝关节疼痛难忍近半年，影响行走。X线摄片未见异常。白带量多、质稠，胃纳可，夜寐安，大便一周2～3次。舌红，苔薄白，脉细。

中医诊断：经行膝痛（肝肾不足，经络阻滞）。

治法：补肝肾，通经络。

方药: 桑寄生15g, 五加皮10g, 杜仲10g, 生地黄15g, 炒白芍15g, 当归6g, 续断10g, 丝瓜络10g, 忍冬藤15g, 7剂。

二诊: 2013年3月4日。经期将近, 舌脉如上。

方药: 五加皮10g, 杜仲12g, 川牛膝20g, 丝瓜络10g, 桑寄生15g, 木瓜10g, 独活10g, 威灵仙10g, 薏苡仁30g, 赤芍15g, 炙甘草6g, 7剂。

三诊: 2013年3月15日。月经2013年3月12日来潮, 右膝关节疼痛消失, 舌脉如上。

方药: 四物汤加桑寄生15g, 丝瓜络10g, 竹茹10g, 薏苡仁30g, 独活10g, 7剂。

续诊: 2013年3月23日～5月3日。继续守上方服用, 共计28剂。

右膝关节疼痛未再发生。

【按语】膝在身体下部, 与肝肾关系密切。经期阴血下注胞宫, 经血外溢, 膝部血脉失养, 而生疼痛。

经前恶心半年案

梁某, 女, 27岁。初诊: 2009年8月20日。

患者经前1周恶心已经半年，口淡，阴痒。因患子宫内膜异位症，有痛经病史。末次月经7月26日来潮。舌淡红，苔薄白，脉细。

中医诊断：经行恶心（脾胃虚寒，胃气上逆）。

治法：温中和胃。

方药：丁蔻理中汤。

丁香2g，蔻仁5g（冲），党参12g，炒白术10g，干姜5g，炙甘草6g，5剂。

二诊：2009年9月4日。月经今日来潮，经前恶心消失。

• 经行呕吐3个月案

李某，女，17岁，未婚。初诊：2016年8月24日。

因"经行呕吐3个月加重1天"就诊。患者13岁初潮，平素月经规则，周期32天，经期5天，经量少，偶伴血块。痛经剧烈1年多，加重4个月，偶有经前乳胀。2016年6月18日因痛经，腹胀，食即呕吐胃内容物，胃纳差3天不止，于外院急诊治疗，予灭吐灵针10mg肌内注射，耐信针40mg静脉滴注，胃黏膜保护素口服，症状无缓解。6月22日呕吐无法控制，呕吐黄绿色苦水，厌食，以"神经性呕吐"入住我院消化科检查治疗。住院期间，用中药（柿蒂9g，丁香6g，干姜6g，甘草6g，黄芩10g，党参10g，半夏12g，砂仁6g，炒白术10g，紫苏叶15g，柴胡10g）水煎口服，西药用抑酸、补钾、补液及营养支持治疗。情绪焦虑时，予黛力新片，每日2次，每次1片，口服；腹胀用西甲硅油乳剂及莫沙必利口服，呕吐虽有改善，但未停止。2016年6月27日出院，坐车回家路上呕吐停止，此时距发病已经10天。月经8月23日来潮，下腹疼痛，昨日夜间呕吐胃内容物；今仍下腹疼痛较剧，恶心，偶有呕吐，咳嗽，出汗，咽痒，流涕，无恶寒。身体检查：下腹软，无压痛，麦氏点轻压痛。既往身体健康。舌淡红，苔薄白，脉细。

中医诊断：痛经（气滞血瘀），经行呕吐（胃气上逆）。

治法：温经活血止痛。

方药：细辛3g，肉桂5g，血竭3g，延胡索10g，干姜5g，威灵仙10g，3剂。研末敷脐。

月月舒冲剂，每次1包，每日2次，口服。

二诊：2016年8月27日。用药1天，痛经止，经量减少，今未净。已经持续呕吐5天，呕吐食物及胆汁，毫无食欲，大便5天未解；口干，求酸冷饮料，遭家人拒绝，患者痛苦焦虑，几欲轻生。父母整天看护，疲惫不堪，因女儿马上要到昆明读大学，想到此般状况，不知如何是好，终日以泪洗面。舌淡红，苔薄白，脉细。

治法： 清热通腑，降逆止呕。

方药： 大黄甘草汤加味。

大黄6g，甘草1.5g，半夏20g，代赭石15g，3剂。水浓煎，分多次少量口服。

三诊： 2016年8月30日。8月28日胃脘转舒，夜寐已佳。29日开始进食，早餐吃粥3匙，结果呕吐；中午吃粥几匙，锅贴6个；下午5时，吃猪肝面一碗，均无呕吐。今晨醒后，胃脘不适，嗳气难，吃红豆汤，呕吐1次。舌淡红，苔薄白，脉细。

方药： 守上方，加沉香5g（调冲），3剂。

四磨汤口服液1盒，每次2支，每日2次，口服。

四诊： 2016年9月2日。8月30日晚开始进食，呕吐停止；8月31日起饮食正常，大便软。舌脉如上。

治法： 健脾和胃。

方药： 参苓白术散加减。

党参15g，茯苓10g，炙甘草6g，炒山药15g，扁豆15g，焦白术10g, 砂仁5g (冲), 薏苡仁20g, 桔梗3g, 陈皮9g, 石斛10g, 佛手10g, 甘松9g, 7剂。

五诊: 2016年9月14日。嗳气, 纳差。舌脉如上。

方药: *旋覆代赭汤加味。*

旋覆花10g, 党参12g, 生姜5片, 代赭石20g, 半夏12g, 大枣5枚, 炙甘草5g, 沉香3g (冲), 3剂。

【按语】《金匮要略·呕吐哕下利病脉证治》称:"食已即吐者, 大黄甘草汤主之。"

月经疹2年案

徐某, 女, 19岁。初诊: 1999年11月26日。

患者月经来潮之前10天, 面部灼热瘙痒发疹, 经净后上述症状消失, 反复发作已达2年。经量较前减少, 4天净, 经前乳房胀痛。末次月经11月10日来潮。舌淡红, 苔薄白, 脉细。

中医诊断: 经行瘙疹(风热内郁)。

西医诊断: 月经疹。

二诊： 1991年5月21日。大便已顺；月经5月19日来潮，经量较前增多，3天净，倒经消失；口苦。舌淡红，苔薄腻、根部微黄，脉细。

治法： 清热利湿化浊。

方药： 甘露消毒丹加味。

茵陈12g，蔻仁3g（冲），藿香6g，滑石15g，木通4g，菖蒲5g，黄芩9g，连翘10g，浙贝10g，射干4g，薄荷4g，茯苓10g，苦参5g，5剂。

【按语】上逆之疾，当下以抑之。案中牛膝引血下行，大黄釜底抽薪。

经行咳血10年案

郑某，女，37岁。初诊：2003年8月9日。

患者经行咳血持续10$^+$年。人工流产后，月经先期3个周期，18~20天一潮，经量少，7天净。B超检查：子宫肌层回声改变，血HCG排除妊娠可能。妇科检查：外阴无殊，阴道通畅；宫颈光滑，分泌物黄色；宫体后位，正常大小，活动，质中，压痛；两侧附件压痛。舌淡红，苔薄白，脉细。

中医诊断：经行咳血（肺阴虚热）。

西医诊断：慢性盆腔炎性疾病后遗症，咳血待查。

治法：疏肝清肺，清理湿热。

方药：四逆清带汤（自拟方）合泻白散。

柴胡10g，枳壳10g，白芍10g，败酱草12g，大血藤15g，椿根皮15g，半枝莲15g，牛膝15g，草薢15g，蒲公英15g，大蓟15g，小蓟15g，土茯苓15g，桑白皮12g，地骨皮12g，生地黄12g，生甘草5g，7剂。

二诊：2003年9月6日。经期8月30日来潮，经量中等，来潮第一天发现咳嗽痰中带血1次，血量较以前已经明显减少。月经之后一直给予对症治疗慢性盆腔炎性疾病后遗症。月经来潮之前予以养肺补阴。

方药：百合固金汤合泻白散加减。

百合15g，麦冬12g，生地黄15g，熟地黄12g，玄参12g，生白芍12g，桔梗5g，川贝粉4g（吞），藕节12g，川牛膝15g，桑白皮10g，地骨皮12g，生甘草5g，7剂。

续诊：2003年10月8日。月经按期来潮，经行咳血消失。

【按语】肺为娇脏，不染纤尘；阴虚燥热，肺络易伤；养阴宁络，宜百合固金。

经前乳衄案

金某，女，26岁。初诊：2014年2月21日。

平素月经规则，末次月经2014年2月5日来潮。2014年1月，月经来潮前2天及经期第1天右侧乳头溢血，量多，深褐色；伴小腹剧痛。平素经期面上易生痤疮。舌淡红，苔薄白，脉细。

中医诊断： 乳衄（肝经郁热）。

西医诊断： 乳腺导管内乳头状瘤待查。

治法： 疏肝泻火，凉血止血。

方药： 丹栀逍遥散加味。

牡丹皮9g，炒栀子10g，柴胡10g，炒白芍10g，茯苓10g，炒白术10g，当归6g，炙甘草6g，薄荷5g，紫草10g，藕节10g，7剂。

二诊： 2014年3月4日。经期将近，乳衄。

治法： 清热疏肝止血。

方药： 消乳饮（自拟方）加味。

龙葵15g, 郁金10g, 刺蒺藜10g, 预知子15g, 枇杷叶15g, 蝉蜕6g, 蒲公英15g, 山慈菇15g, 麦芽30g, 藕节10g, 7剂。

三诊: 2014年3月15日。月经2014年3月11日来潮, 经量少, 腹痛, 乳衄消失。舌淡红, 苔薄白, 脉细。

方药: 守上方, 7剂。

【按语】乳衄症状的出现, 大多与乳腺导管内乳头状瘤有关, 必须引起注意, 丹栀逍遥散是常用方剂。消乳饮具有降低泌乳素的作用, 因而降低了该激素对乳腺的刺激作用。

经行漏尿1年案

刘某, 女, 32岁。初诊: 1997年12月15日。

患者经期小便失禁1年, 经治疗后症状消失约半年。劳累之后, 经行漏尿复发1个月。舌淡红, 苔薄白, 脉细软。

中医诊断: 经行漏尿(脾肾两虚)。

治法: 益气升提, 补肾固涩。

方药: 补中益气汤加味。

党参15g，生黄芪30g，升麻6g，柴胡5g，白术12g，当归8g，陈皮8g，枳壳30g，鸡内金6g，桑螵蛸12g，益智仁12g，乌药6g，怀山药15g，炙甘草6g，8剂。

二诊： 1998年3月25日。药后经期小便失禁消失，近来上述症状仅复发1次。现经期将近。舌脉如上。

方药： 补中益气汤加芡实15g，补骨脂10g，莲须15g，煅龙牡各15g，五味子4g，枳壳30g，3剂。

药后经期小便失禁未再复发。

【按语】《别录》称鸡内金"主小便利，遗尿"。

经行阴痛1年案

陈某，女，24岁。初诊：1996年12月11日。

经行阴部下坠疼痛1年多，伴后尻疼痛，乳房胀发。两侧输卵管结扎术后2年多。末次月经12月7日来潮，今未净。舌淡红，苔薄白，脉细。

中医诊断： 经行阴痛（肝气郁结）。

治法： 疏肝理气。

方药： 四逆散合金铃子散加味。

柴胡10g，白芍10g，枳壳6g，白术10g，益母草10g，延胡索10g，川楝子10g，路路通10g，香附10g，茯苓10g，生甘草5g，5剂。

二诊： 1996年12月16日。经水已净，腰仍痛，带下不多。妇科检查示，除子宫颈横裂、轻度炎症外，其余均正常。舌脉如上。

治法： 益肾疏肝。

方药： 杜仲12g，续断12g，金狗脊12g，淫羊藿12g，五加皮10g，荔枝核10g，橘核10g，乌药6g，延胡索10g，川楝子10g，路路通10g，香附6g，5剂。

三诊： 1997年1月10日。经期1月1日来潮，经行阴痛未再发生，月经7天净，近日来腰痛尻坠。舌脉如上。

方药： 守上方，加九香虫10g，土鳖虫10g，5剂。

【按语】清代竹林寺女科有"经来吊阴痛"一病，设川楝子汤一方。经行阴部下坠疼痛发病机理相同，治法相近。

经行肛痛5年案

李某，女，37岁。初诊：2009年1月3日。

患者经行肛门疼痛5年多，经量一般，经色鲜红，夹血块。B超检查，提示多发性子宫肌瘤。妇科检查：外阴无殊，阴道通畅，宫颈光滑；子宫前位，增大约妊娠50天大小，质地中等，活动，无压痛；左侧附件触及大小不等的痛性节结，右侧无殊。舌淡红，苔薄白，脉细。

中医诊断：经行肛痛、癥瘕（瘀血阻滞）。

西医诊断：多发性子宫肌瘤、子宫内膜异位症。

治法：活血消癥。

方药：消癥汤（自拟方。三棱10～20g，莪术10～20g，半枝莲15～30g，白花蛇舌草15～30g，皂角刺12～30g，石见穿20～30g，牡蛎30g，海藻20～30g，荔枝核12～15g，橘核12～15g，制乳香4g，制没药4g）加刘寄奴12g，鬼箭羽10g，7剂。

二诊：2009年1月10日。牙龈肿痛，口臭。舌脉如上。

方药：消癥汤加夏枯草15g，蛇莓20g，7剂。

三诊：2009年1月15日。月经今日来潮，肛门疼痛消失。

方药：消癥汤加益母草15g，鹿衔草15g，延胡索10g，7剂。

【按语】经行肛门疼痛是由于左侧附件痛性节结引起，结节就是细小的癥瘕，故使用消癥汤治疗有效。

经前咽痛4个月案

文某，女，23岁，未婚。初诊：2016年8月15日。

经前咽痛4个月，均服用抗生素及清火利咽中成药治疗，暑假期间咽痛，发热2次，最高达39.3℃。末次月经8月10日来潮。平素月经周期28天，经期4~5天，经量中等，经色鲜红；经期第1天，下腹微痛。纳寐可，二便调。舌淡红，苔薄白，脉细。

中医诊断：经前咽痛（肾虚火炎）。

治法：滋阴补肾，清热泻火。

方药：归芍地黄汤加味。

当归5g，炒白芍10g，熟地黄15g，山茱萸10g，山药15g，牡丹皮9g，茯苓10g，泽泻10g，旱莲草15g，桔梗5g，木蝴蝶5g，7剂。

二诊：2016年8月22日。无不适，舌脉如上。

方药：六味地黄汤加味。

熟地黄15g，山茱萸10g，山药15g，牡丹皮9g，茯苓10g，泽泻10g, 麦冬10g, 知母10g, 玄参10g, 桔梗6g, 木蝴蝶5g, 怀牛膝12g, 12剂。

三诊: 2016年9月2日。经期将近, 日来晚上睡前咽干, 但无咽痛, 大便两日一解。舌脉如上。

治法: 和血清热利咽。

方药: 四物汤加味。

生地黄10g, 当归5g, 川芎5g, 生白芍10g, 益母草10g, 玄参10g, 麦冬10g, 天冬10g, 天花粉10g, 桔梗6g, 木蝴蝶5g, 白僵蚕10g, 7剂。

四诊: 2016年9月9日。月经2016年9月5日来潮, 经前咽痛现象消失。

【按语】经前咽痛是一种阴血下行、虚火上炎的现象, 养阴清火是治疗原则。

经前口渴欲饮4年案

黄某, 女, 38岁。初诊: 2012年9月27日。

患者经前口渴欲饮4年, 经间期大便偏稀, 日解1~2次。月经周期28天，经期8~9天。末次月经9月1日来潮，经量适中，经色偏暗，偶夹血块，或有痛经。纳可，泛酸，二便无殊。舌淡红，苔薄白，脉细。

中医诊断: 经前口渴（脾阴不足）。

治法: 健脾阴，生津液。

方药: 参苓白术散加味。

党参12g，茯苓10g，白术10g，扁豆15g，陈皮10g，怀山药15g，莲子15g，砂仁4g（冲），石斛15g，天花粉12g，牡蛎30g，炙甘草5g，7剂。

二诊: 2012年10月19日。月经10月1日来潮，经前口渴、经间期腹泻消失，泛酸。舌尖红，苔薄白，脉细弦。

治法: 扶脾抑肝。

方药: 茯苓12g，薏苡仁20g，左金丸6g（吞），瓦楞子50g，海螵蛸30g，半夏10g，槟榔10g，7剂。

三诊: 2012年11月29日。月经11月26日来潮，经前口渴、经间期腹泻未再发生。

【按语】脾阴不足，阴津不能上承，是发病的原因。

锦丝带3天案

郑某，女，45岁。初诊：2008年1月21日。

2007年10月18日因经量过多行刮宫术，术后停经至1月6日转，经量多6天，1月18日方净。带下量多、透明如胶已经3个月，左侧少腹偶有抽感，目花耳鸣，足跟疼痛。妇科检查：外阴无殊，阴道通畅，宫颈轻度柱状上皮外移；宫体前位，大小正常，质地中等，活动，无压痛；两侧附件压痛。舌淡红，苔薄白，脉细。

中医诊断： 带下（肾虚不摄）。

西医诊断： 附件炎。

方药： 鱼鳔30g（切细，调冲），桑螵蛸20g，白果10g，芡实30g，金樱子30g，潼蒺藜20g，海螵蛸30g，3剂。

二诊： 2008年1月24日。进药2剂，带下即净，诸症亦消。

【按语】锦丝带一词出自《朱小南妇科经验选》，源自明代缪希雍《先醒斋医学广笔记·卷二》："带下如鸡子清者，脾肾虚极也，面色必不华，足胫必浮，腰腿必酸。"治法当补。

带多如水如胶3年案

李某，女，43岁。初诊：2005年6月4日。

带下量多近3年，其质如水或如胶，咳嗽时白带外溢，色淡黄，稍有异味。生育史：1-0-2-1，放置宫内节育环。妇科检查提示慢性宫颈柱状上皮外移、盆腔炎症性疾病后遗症。曾服用清震汤（荷叶、苍术、升麻）加羌活、防风、藁本、蒲公英、大血藤、败酱草、贯众14剂，带下虽稍减，但旋即增多。今带下阵阵如水，色白，有异味；咳嗽小便失禁，口淡恶心偶作。舌淡红，苔薄白，脉细。

中医诊断：带下（脾肾阳虚）。

治法：温阳健脾，升阳收敛。

方药：天雄散合水陆二仙丹加味。

淡附片5g，桂枝5g，苍术10g，煅龙骨20g，金樱子20g，芡实30g，白芷10g，防风10g，海螵蛸30g，4剂。

二诊：2005年6月18日。药后带下即少。

【按语】带多如水如胶，对于育龄期妇女，大多出现在排卵期；对于病程3年、接近更年期的妇女，唯从脾肾阳虚来考虑。

带下阴冷案

李某，女，34岁。初诊：1986年9月18日。

患者平素身冷多衣，带下量少，色白质稠，即使少量白带外渗，阴冷犹如触冰，不可忍耐，甚或寒栗发颤，不能自禁。舌稍淡，苔薄白，脉沉细。

中医诊断：带下（阳虚），阴冷（阳虚）。

治法：温阳止带。

方药：阳和汤加味。

鹿角胶10g（烊冲），熟地黄12g，炙麻黄6g，干姜6g，白芥子9g，肉桂5g，炙甘草6g，胡芦巴10g，仙茅10g，韭菜子10g，益智仁10g，3剂。

二诊：1986年9月22日。带下减少，阴冷减轻。舌脉如上。

方药：守上方增损，续进15剂，诸症消弥。

【按语】《证治准绳·女科》引《兰室秘藏》载："白带下，阴户中痛，控心而急痛，身黄皮缓，身重如山，阴中如冰……"可见此疾古已有之，只是治法有异。

子悬不能卧3天案

潘某，女，25岁。初诊：2008年12月29日。

患者妊娠42天，寐时呼吸困难，难以平卧，需起坐入睡3天，夜寐易醒；大便秘结，3~4天一行。舌淡红，苔薄白，脉细。

治法：益肾，纳气，润肠。

方药：胡桃仁30g，枸杞子30g，桑椹30g，沉香5g，苏梗10g，柏子仁30g，酸枣仁30g，小麦30g，4剂。

二诊：2008年1月6日。夜寐呼吸困难已经消除，寐转佳，小腹阵痛，矢气难。舌淡红，苔薄白，脉细滑。

方药：守上方，加小麦至45g，4剂。

妊娠瘈疭1天案

徐某，女，28岁。

孕27周，昨晚身体间歇性抽动不能自禁，每分钟发生近20次，就诊时症状尚未控制。发作时，耸肩缩颈收腹弓腰，状如呃逆或抽泣，但无声，也不影响呼吸。纳可，脘胀便秘，口干喜饮。经西医妇科及神经科检查均未发现异常。舌淡红，苔薄白，脉细。

中医诊断： 妊娠瘛疭（阴虚生风）。

治法： 滋阴息风。

方药： 大定风珠加减。

炒白芍15g，龟甲胶10g（烊冲），龙骨20g（先入），牡蛎20g（先入），鳖甲10g（先入），鸡子黄1枚（冲），桑寄生12g，丝瓜络10g，竹茹10g，3剂。

二诊： 药尽，瘛疭消失，再用三甲复脉汤善后。

【按语】妊娠发病，以血虚、阴虚多见，以阴血养胎故也。《温病条辨》大定风珠适用于阴虚生风者。桑寄生、丝瓜络、竹茹称为三物养血汤，是医院的协定处方，有养血柔络之功。

• 妊娠夜冷寒颤2个月案

柯某，女，26岁。初诊：2016年10月27日。

因停经3个月，头晕、畏寒2个月就诊。患者孕3个月，纳差，偶有恶心呕吐；近2个月头晕乏力，夜间怕冷，寒冷彻骨，以致寒战、时常睡中冻醒，一周发生2次。气温未冷，却已盖2条中厚棉被。偶有胸闷, 夜寐不安, 多梦, 长期便溏, 偶腹泻, 口苦臭。2016年9月23日B超检查: 胎儿头臀径15mm, 胎心搏动正常; 心电图、电解质、肝功能检查均正常。舌稍红, 苔薄白, 脉软。

中医诊断: 妊娠夜冷（卫阳虚）。

治法: 调和营卫。

方药: 阳旦汤加味。

桂枝6g, 炒白芍6g, 炙甘草6g, 生姜5片, 大枣5枚, 炒黄芩5g, 炒白术10g, 4剂。

二诊: 2016年11月1日。药后上症均除。

方药: 守上方5剂。

【按语】《素问·疟论》称:"卫气者, 昼日行于阳, 夜行于阴。"卫气可以温分肉, 故行于阳者昼日不冷, 行于阴者身冷。用桂枝汤者调和营卫; 加黄芩者, 微清其内热。

妊娠寒痉3小时案

沈某, 女, 29岁。初诊: 2011年2月18日。

患者妊娠4个月, 今晨6时突发寒颤, 四末冰冷, 肢体僵硬伴腹痛，2~3分钟发作1次，一次持续数秒钟，不能站立，危若倒地，难以稳坐，需人扶持，神识清楚。就诊时，发病已经达3个小时。2009年2月与2010年4月均有类似发作，持续半天方消失，经脑电图、CT等多项检查未有结果。舌淡红，苔薄白，脉细。

中医诊断： 妊娠痉症。

西医诊断： 癔症（分离性运动障碍）。

治法： 温阳利水。

方药： 真武汤。

淡附片6g，茯苓10g，炒白术10g，炒白芍10g，生姜15g，3剂。

因需要立即服用，以观察疗效，投用免煎颗粒剂型，唯生姜在食堂取得，切碎，合药一起泡服。进药后1小时，症状消失，晚上随访，症状一直未发。

二诊： 2013年8月，上述症状突发，服用剩余的一剂药，症状也立即缓解。

【按语】身寒、"身瞤动，振振欲擗地"，是使用真武汤治疗的依据。

妊娠背冷案

阚某，女，28岁。初诊：2018年5月8日。

患者妊娠11周，因泛酸曾一度连续饮用瓶装小苏打水。现口干，胃中多水，背部约二手掌大小寒冷，需用热水袋敷，手心发热，需放冰凉处。肛痛，嗳气，泛酸，大便正常。舌淡红，湿润，苔薄白，脉细。

中医诊断：妊娠身冷（寒饮中阻）。

治法：温阳利水，调气降逆。

方药：五苓散加味。

肉桂3g，泽泻10g，茯苓10g，猪苓10g，炒白术10g，紫苏梗10g，佛手10g，甘松10g，瓦楞子30g，4剂。

二诊：2018年5月10日。背部冷减，胃脘持续性疼痛，泛酸。舌脉如上。

方药：守上方，加海螵蛸20g，浙贝母10g，炒白芍10g，2剂。

三诊：2018年5月12日。胃脘痛除，背冷式微，舌脉如上。

方药：守上方，5剂。

四诊： 2018年5月17日。背冷已除，嗳气难，胃脘隐痛，口酸。舌淡红，苔薄白，脉细。

方药： 香附10g，紫苏梗10g，炙甘草6g，陈皮9g，佛手9g，太子参12g，甘松10g，乌药6g，石决明15g，半夏9g，4剂。

【按语】《金匮要略》称："夫心下有留饮，其人背寒冷如手大。"故选用温阳化饮的五苓散治疗。

妊娠带下如水1周案

黄某，女，23岁。初诊：2015年5月2日。

因"孕2个多月，带下如水1周"就诊。患者孕2个多月，1周前出现带下如水、色白，无阴痒，少许腰酸，无阴道流血，无下腹痛等不适。纳寐正常，小便调，大便软。舌红，苔薄白，脉滑。

中医诊断： 带下（脾肾虚寒）。

治法： 补益脾肾，固涩止带。

方药： 鹿角霜10g，金樱子20g，芡实30g，金狗脊10g，补骨脂10g，益智仁10g，苍术10g，白术10g，5剂。

二诊：2015年5月7日。带除。

【按语】《素问·至真要大论》称："诸病水液，澄彻清冷，皆属于寒。"故以脾肾虚寒立论。

子喑4天案

黄某，女，34岁。初诊：2010年1月14日。

患者妊娠7个月，突然失音4天，咳嗽，咽喉疼痛，鼻塞。舌稍红，苔薄白，脉细滑。

中医诊断：子喑（风热束肺）。

治法：清疏风热，宣肺利咽。

方药：珠儿参12g，桑叶10g，牛蒡子10g，木蝴蝶5g，蝉蜕5g，竹茹10g，枇杷叶10g，胖大海5g，薄荷5g（后入），生甘草5g，5剂。

二诊：2010年1月21日。发音正常，咽喉痛除，鼻塞，偶有咳嗽。

【按语】此为金实不鸣，而非《素问·奇病论》的"人有重身，九月而喑"。

妊娠呼吸道寒凉感14周案

金某，女，27岁。初诊：2016年11月28日。

患者妊娠21周，从喉至胸骨柄吸气时冰凉感14周，形同吃冰淇淋，甚为难受。饭后上述症状加重，饮水后恶心，无呕吐。餐后偶有腹胀，纳可，寐安。舌略红，苔薄白，脉细滑。

治法：温阳散寒，健脾利湿。

方药：半夏散及汤合苓桂术甘汤。

半夏10g，肉桂5g，炙甘草6g，茯苓10g，炒白术10g，5剂。

服法：煎后热服，慢饮，频服。

二诊：2016年12月3日。喉部微凉，餐后喉部有轻微噎感，饭后冰凉感尚存。舌脉如上。

方药：守上方，加檀香5g，5剂。

服法：同上。

三诊：2016年12月8日。喉至胸骨柄吸气时冰凉感减轻，喉部噎感消失。舌脉如上。

方药： 11月28日方加干姜5g，5剂。

服法： 同上。

四诊： 2016年12月13日。喉部微凉，饭后喉至胸骨柄吸气时冰凉感消失。舌稍红，苔薄白，脉细。

方药： 半夏10g，肉桂5g，炙甘草6g，吴茱萸3g，5剂。

服法： 同上。

五诊： 2016年12月19日。从喉至胸骨柄吸气时冰凉感完全消失，喉部稍干痛。舌脉如上。

方药： 半夏10g，肉桂5g，炙甘草6g，荜澄茄3g，5剂。

【按语】本病没有相应的中医诊断病名。《伤寒论》有"少阴病，咽中痛，半夏散及汤主之"，以该方治疗寒凝痰滞之咽痛。而寒凝痰滞的另一表现形式，可以是"喉至胸骨柄吸气时冰凉感"，故以此方与苓桂术甘汤合方。

妊娠消食1个月案

孙某，女，35岁。初诊：1992年6月12日。

患者妊娠5个半月，平素深居简出，纳谷尚佳。近1个月来，嘈杂易饥，善哝健食，犹空壑难填。每1~2小时即须进食1次，日食量达1.5kg。一旦索食，急不可耐，先用开水冲冷饭吞食，以解燃眉之窘。夫君立刻煮、买点心以果其腹，若稍息，即脘痛颜汗难耐。一顿虎咽之后，胃脘胀闷，大便松软、时或泛酸，口淡不渴，下肢漫肿至膝，溲频，每2小时解1次。血糖及小便比重检测都正常。口糜，舌稍淡，苔薄白，脉细滑。

中医诊断: 妊娠消食（脾虚湿热）。

治法: 健脾燥湿，调气清热。

方药: 白术50g，茯苓皮20g，苍术10g，厚朴8g，陈皮8g，藿香梗10g，苏梗8g，蔻仁4g（杵冲），猪苓10g，甘露消毒丸12g（吞），2剂。

锡类散，外抹口腔。

二诊: 1993年6月21日。下肢水肿明显减退，嘈杂消失。每日用6餐，总食量减少一半。进食后仍觉胃脘胀闷，嗳气泛酸，倦怠便溏。舌淡红，苔薄白，脉细。

治法: 健脾和胃调气。

方药: 薏苡仁120g，白术60g，茯苓皮20g，怀山药20g，砂仁4g（杵冲），陈皮6g，木香5g，猪苓10g，扁豆20g，苏梗10g，半夏10g，3剂。

三诊： 1993年7月1日。每日6餐，日食量恢复至正常时的1斤左右。脘馁，下肢轻度水肿，大便软。舌淡红，苔薄白，脉细。

治法： 调气健脾和胃。

方药： 天仙藤8g，苏梗10g，藿梗10g，佛手10g，木香5g，蔻仁4g（杵冲），半夏8g，茯苓皮20g，白术60g，薏苡仁120g，扁豆15g，厚朴6g，3剂。

此后，消食未发，虽有别恙，略加调理亦愈。

【按语】脾虚可以不受食，亦可以食壅难填。薏苡仁有人认为妊娠慎用，其实杞忧。

妊娠烦渴饮水不解3天案

王某，女，28岁。初诊：2016年9月21日。

患者妊娠67天，口中烦渴饮水不解3天，便秘，口周额部痤疮。舌淡红，苔薄白，脉细滑。

中医诊断: 妊娠烦渴(胃阴不足)。

治法: 养阴生津。

方药: 石斛15g, 麦冬12g, 乌梅6g, 梨汁100mL(冲服), 6剂。

二诊: 2016年9月27日。药后口渴已除, 大便正常, 痤疮消退。舌脉同前。

方药: 参苓白术散加石斛10g, 乌梅6g, 7剂。

【按语】胃阴不足者, 用石斛、麦冬养胃阴, 用乌梅、梨汁酸甘化阴。

• 妊娠烦渴3个月案

陈某, 女, 26岁。初诊: 2013年4月18日。

因"怀孕3月余, 口干3月"就诊。患者怀孕3个月, 自妊娠始至今一直口干, 喜冷饮, 饮不解渴, 腰痛便疏。舌淡红, 苔薄白, 脉细。

中医诊断: 妊娠烦渴(胃阴虚)。

治法: 甘寒清热,生津止渴。

方药: 荸荠汁50mL,甘蔗汁50mL,梨汁100mL,麦冬12g,天花粉10g,知母10g,芦根30g,生地黄15g,北沙参15g,5剂。

二诊: 2013年4月23日。饮毕口渴即除,其余症状均消,无恶阻,偶泛酸。

方药: 橘皮竹茹汤加味。

党参12g,陈皮10g,竹茹10g,大枣5枚,生姜5片,甘草6g,芦根20g,枇杷叶10g,5剂。

【按语】荸荠养阴止渴,润肠通便;甘蔗汁养阴生津。

妊娠口甘1周案

洪某,女,26岁。初诊:2018年8月27日。

因"妊娠口甘1周"就诊。患者妊娠39天,自觉口甘,吃饭、饮水均甜,犹如含饴,甘甚则苦,口水甚多,不敢下咽,午饭后易饥,小腹微痛。舌淡红,苔润薄腻,脉濡。

中医诊断: 妊娠脾瘅(脾虚湿浊)。

治法： 健脾化湿。

方药： 党参12g，炒白术10g，茯苓10g，藿香6g，佩兰6g，草果3g，生薏苡仁15g，炒栀子6g，莲蓬10g，炙甘草6g，4剂。

二诊： 2018年8月31日。症如上。

方药： 守上方，改炒白术为苍术10g，佩兰9g，藿香9g，4剂。

三诊： 2018年9月4日。口甘明显减轻，不发苦，口水减少。

方药： 守上方，改藿香为12g，佩兰12g，3剂。

四诊： 2018年9月7日。口甘已除，口水多。

方药： 守上方，加益智仁6g，4剂。

【按语】《素问·奇病论》称："有病口甘者，病名为何？何以得之……此五气之溢也，名曰脾瘅。夫五味入口，藏于胃，脾为之行其精气，津液在脾，故令人口甘也。此肥美之所发也，此人必数食甘美而多肥也。肥者，令人内热，甘者令人中满，故其气上溢，转为消渴。治之以兰，除陈气也。"

妊娠齿衄8个月漱口案

南某，女，28岁。初诊：2010年2月1日。

患者妊娠牙龈出血至今8个月，并见牙龈过度增生现象。舌淡红，苔薄白，脉细。

中医诊断： 妊娠齿衄（胃热）。

治法： 宣散胃热。

方药： 藁本10g，升麻15g，石膏15g，菜头肾15g，10剂。

水煎漱口，不拘时。

二诊： 2010年2月27日。牙龈出血已消失。

【按语】《博济方》黑散子治牙疳及宣露，用藁本、升麻、皂角、石膏配伍，研末揩齿，微漱存药气。菜头肾，为爵床科植物菜头肾的根或全草，适用于虚火引起的牙龈肿痛出血。

妊娠鼻衄1个月案

徐某，女，29岁。初诊：2008年3月5日。

患者妊娠39天，鼻衄1个月，出血量少；小腹隐痛，大便干疏、3~4天一行。舌淡红，苔薄白，脉细。

中医诊断：妊娠鼻衄（血热）。

治法：泻火凉血。

方药：黄芩炭6g，苎麻根15g，生白芍15g，生地黄15g，白茅根12g，女贞子10g，旱莲草20g，荆芥炭6g，桑寄生12g，6剂。

二诊：2008年3月14日。进药2剂，鼻衄即止。

【按语】《脉经》称："妇人怀躯，七月而不可知，时时衄血而转筋者，此为躯也。"可见妊娠衄血是常见现象，多为血热所致。

妊娠外阴极度水肿案

周某，女，33岁。初诊：2007年9月6日。

患者妊娠29周，下肢肿胀明显，皮肤薄而光泽，按之没指，深凹不起，直至膝部。外阴部极度水肿，两侧大阴唇极度肿大，透亮如注水，犹两瓣柚子，是正常的十数倍，以致步履蹒跚，难以下坐，痛苦异常，数处求医无效。血总蛋白49.6g/L（↓），白蛋白26.9g/L（↓），白球比1.19（↓）。尿常规：蛋白0.3g/L，尿酸正常。既往无妊娠水肿病史。生育史：1-0-2-1。

舌淡红，苔薄白，脉细。

中医诊断：妊娠水肿（脾虚湿盛）。

治法：健脾利水

方药：防己黄芪汤加味。

防己10g，生黄芪30g，炒白术20g，炙甘草5g，大枣5枚，生姜5片，薏苡仁30g，茯苓皮20g，冬瓜皮30g，3剂。

嘱服食鲤鱼，喝豆浆。

每日甘松100g，水煎浸洗双脚及外阴；玄明粉100g用水溶解后湿敷外阴。

二诊：2007年9月9日。用药之后，外阴水肿减退，以左侧为著。

自诉外阴水肿以甘松外洗、湿敷效果明显，故玄明粉仅使用一次，未再使用。舌脉如上。

方药：守上方，去玄明粉，续进3剂。

三诊：2007年9月12日。两侧大阴唇水肿消退明显，左侧水肿已经消退一半，皮肤渐起皱，步履起坐方便。舌脉如上。

方药：守上方，续进5剂而安。

【按语】《本草求真》甘松条记载："若脚气膝肿，煎汤淋洗。"

妊娠合并癫痫案

李某，女，24岁。初诊：2006年12月26日。

患者妊娠6个月，有癫痫病史已10年，一直在服用丙戊酸钠片；近3个月病情发作频繁，一周发作2~3次，每次发作持续1分钟，不省人事，昏仆在地，全身抽搐，口出白沫，喉中痰鸣，记忆力逐渐下降，反应迟钝，纳差，寐欠安，二便正常。生育史：0-0-1-0。舌淡红，苔薄白，脉细。

中医诊断：癫痫（肝风裹痰）。

西医诊断：癫痫，中期妊娠。

治法：平肝息风，清化痰热。

方药：风引汤加减。

制大黄5g，干姜3g，龙骨20g，桂枝3g，甘草5g，牡蛎20g，寒水石20g，滑石10g，赤石脂15g，紫石英20g，石膏20g，半夏10g，天竺黄5g，茯苓10g，7剂。

2007年1月17日电话随访，由于患者身处僻壤，路途遥远，无人陪诊；更由于病情稳定，癫痫未再发作，故未续诊。

【按语】《金匮要略·中风历节病脉证并治》称："风引汤除热瘫痫。"日本大塚敬节认为，该方"用于治疗难治性癫痫很有效"。

妊娠被迫害妄想症案

何某，女，24岁。初诊：2015年7月10日。

患者停经47天。1天前无明显诱因下出现胸闷不适，恶心或呕吐。舌淡红，苔薄白，脉细滑。

中医诊断：妊娠恶阻（痰气互结）。

治法：化痰除满，理气和胃。

方药：半夏厚朴汤加味。

半夏9g，厚朴5g，茯苓10g，生姜4片，苏梗6g，蔻仁3g（杵冲），3剂。

二诊：2015年7月13日。胸闷除，偶觉恶心呕吐，近2天妄觉有人杀害自己而害怕不已，难以终日。舌脉如上。

西医诊断: 被迫害妄想症。

方药: 守上方, 加银镯1只(煎汤代水), 5剂。

三诊: 2015年7月18日。妄觉已除, 下腹微胀, 恶阻消失。

方药: 温胆汤加味。

陈皮10g, 半夏10g, 茯苓10g, 枳壳6g, 竹茹10g, 炙甘草5g, 薤白10g, 麦芽12g, 5剂。

【按语】百病皆由痰做祟, 心病尤是。

胚胎移植后精神紧张、烦躁不安5个月案

项某, 女, 33岁。初诊: 2012年7月24日。

患者未避孕未孕5年。2012年1月、4月、6月连续3次体外受精-胚胎移植均告失败。事后精神紧张, 烦躁不安, 已5个月。舌淡红, 苔薄白, 脉细。

治法: 镇心清热安神。

方药: 风引汤加减。

制大黄6g, 龙骨20g, 牡蛎20g, 桂枝3g, 甘草6g, 寒水石

20g, 赤石脂10g, 紫石英30g, 石膏10g, 酸枣仁30g, 7剂。

二诊： 2012年8月2日。精神紧张, 烦躁不安消失, 自觉气短。

治法： 益气血, 补肝肾。

方药： 八珍汤加味。

党参15g, 炒白术10g, 茯苓10g, 炙甘草6g, 熟地黄12g, 炒白芍10g, 当归6g, 川芎5g, 枸杞子20g, 菟丝子15g, 巴戟肉12g, 阿胶10g(烊冲), 炙黄芪15g, 7剂。

三诊： 2012年8月23日。月经今日来潮、量可、色红, 精神紧张、烦躁不安均未再现。

治法： 养血健脾, 疏肝清热。

方药： 丹栀逍遥散加益母草10g, 生地黄15g, 7剂。

【按语】本病无确切的中医病名相对应。屡败伤心, 每每紧张, 故惕惕然; 屡败气馁, 馁则肝郁, 肝气不伸, 久而化火, 故烦躁不安。风引汤有镇心清热安神作用, 故用之捷效。

• 剖宫产后腹泻2周案

陈某, 女, 28岁。初诊: 2008年11月6日。

患者2008年10月10日剖宫产，术后腹泻2周未止，曾服用思密达、培菲康，大便仍溏软、量多。恶露方净，咳嗽4天，夜间尤甚。舌淡红，苔薄腻，脉濡。

中医诊断：产后腹泻（湿浊）。

治法：芳香化浊，固肠收敛。

方药：草豆蔻5g，苍术12g，厚朴10g，藿香10g，佩兰6g，炮姜5g，赤石脂20g，禹余粮20g，五味子5g，4剂。

二诊：2008年11月10日。进药2剂，大便正常。

【按语】此种泻下在《内经》里称为鹜溏，是一种湿泻，必须用芳香化浊的药物治疗。

剖宫产瘢痕瘙痒疼痛2年案

胡某，女，32岁。初诊：2008年7月15日。

患者剖宫产后的切口瘢痕瘙痒疼痛2年，检查时下腹瘢痕组织增粗、充血，呈紫红色。月经先期，周期20天，经量多，经期7~10天。妇科检查：外阴无殊，阴道通畅，宫颈光滑；子宫后位, 大小正常, 质地中等, 活动, 压痛; 两侧附件压痛。舌淡红, 苔薄白, 脉细。

西医诊断: 慢性盆腔炎性疾病后遗症, 腹壁瘢痕组织炎症反应。

治法: 调和气血, 清理湿热。

方药: 四逆清带汤 (自拟方: 柴胡10g, 枳壳10g, 白芍10g, 败酱草12g, 大血藤15g, 椿根皮15g, 半枝莲15g, 牛膝15g, 草薢15g, 蒲公英15g, 大蓟15g, 小蓟15g, 土茯苓15g, 桑白皮12g, 地骨皮12g, 生地黄12g, 生甘草5g) 加白鲜皮12g, 地肤子10g, 7剂。

二诊: 2008年7月22日。矢气多, 足跟疼痛。舌脉如上。

方药: 守上方, 加赤小豆30g, 槟榔10g, 野荞麦根20g, 7剂。

三诊: 2008年7月30日。带下色黄如涕, 舌脉如上。

方药: 四逆清带汤, 14剂。

四诊: 2008年8月17日。剖宫产后瘢痕组织瘙痒疼痛消失。

【按语】《内经》有"诸痛痒疮, 皆属于心"。心五行属火, 因此归根结底还是属于火。此切口瘢痕瘙痒疼痛, 当以火热入手,故选用四逆清带汤。

产后眩晕欲倒2个月案

吴某，女，35岁。初诊：2011年1月6日。

患者产后3个月，眩晕耳鸣；头顶及后脑痛2个月，站立则视物旋转，步履摇晃，心悸心慌，烦躁胸闷，短气流汗，寐差多梦，目痛，闻大声则耳痛，纳差易饥，尿频。生育史：2-0-3-2。舌淡红，苔薄白，脉细。

中医诊断：产后眩晕（痰湿）。

西医诊断：内耳眩晕症。

治法：健脾化痰，息风祛湿。

方药：半夏天麻白术汤合防风汤加味。

半夏10g，天麻10g，茯苓10g，陈皮10g，白术10g，炙甘草6g，党参12g，茯苓10g，枳壳9g，防风10g，龙骨20g，牡蛎20g，生姜4片，大枣5枚，4剂。

二诊：2011年1月10日。头晕目眩已除，昨起外感，多汗，咳嗽。舌淡红，苔薄白，脉细。

治法: 调和营卫，化痰止咳。

方药: 桂枝加龙骨牡蛎汤合茯苓杏仁甘草汤。

桂枝6g，炒白芍6g，炙甘草6g，龙骨15g，牡蛎15g，生姜4片，大枣5枚，茯苓10g，杏仁10g，4剂。

【按语】该案产后眩晕由脾胃虚弱，痰湿蒙蔽所致。

产后寒热往来4天案

陈某，女，26岁。初诊: 2017年8月31日。

因"产后1个月，寒热往来4天，腰背酸痛"就诊。患者7月17日足月剖宫产一男婴。之后出现腰酸背痛，臀部两侧疼痛，寒热往来4天，畏风，自觉在空调房中即身冷，关节疼痛，腿部酸疼，手足、颈后多汗，晨起恶心，吐苦水，寐浅，多梦，目干涩，恶露仍未净，偶有胸闷。断奶1个月。血常规检查正常。生育史: 1-0-0-1。舌淡红，苔薄白，脉细。

中医诊断: 产后寒热往来（太阳少阳合病）。

治法: 疏解太阳、少阳。

方药: 柴胡桂枝汤。

桂枝6g, 炒白芍6g, 炙甘草6g, 柴胡10g, 半夏9g, 党参15g, 炙甘草6g, 炒黄芩5g, 生姜3片, 红枣5枚, 7剂。

二诊: 2017年9月7日。药后寒热往来减轻, 精神状态佳, 纳可。腰酸背痛仍存, 颈后、手足心出汗, 晨起吐苦水, 寐浅, 两目干涩。感冒3天, 流清涕, 无发热, 无咽痛, 偶咳嗽。舌淡红, 苔薄白, 脉细。

方药: 守上方, 加金狗脊10g, 7剂。

三诊: 2017年9月15日。寒热往来消失, 纳差, 晨起有饥饿感, 饭后即吐, 呕吐湿痰, 口微苦, 腰酸背痛甚, 寐不安, 乏力。8月17日开始断奶, 乳汁未止, 乳房刺痛。有慢性胃炎病史6年余, 加重1周余, 自服达喜片、吗丁啉片、维生素B_6片。舌淡红, 苔薄腻, 脉软。

治法: 温中和胃化痰。

方药: 吴茱萸汤合温胆汤加减。

吴茱萸5g, 党参12g, 生姜5片, 大枣5枚, 半夏15g, 茯苓10g, 竹茹5g, 陈皮10g, 6剂。

【按语】太阳少阳合病, 用柴胡桂枝汤是正选。

产后便秘、胸中热气上冲1个月案

朱某，女，26岁。初诊：2018年9月19日。

患者产后3个月，出现便秘1个多月，3~4天一行，胀气，矢气难，排气后缓解；恶心嗳气，偶有泛酸，纳可，腰痛，夜晚自觉胸中有热气上冲，燥热心烦。现哺乳期，乳汁丰富。舌淡红，苔薄白，脉细。

中医诊断： 便秘（气滞），嗳气（气逆）。

治法： 行气，通腑，清热。

方药： 小承气合诃黎勒散加味。

枳壳12g，厚朴12g，制大黄3g，诃子15g，紫石英15g，寒水石15g，炒莱菔子10g，降香5g，石膏12g，3剂。

二诊：2018年9月22日。进药1剂，次日即排大便，胀气已除，肠鸣，矢气已顺，夜间胸中热气上冲已消，口糜，龈肿。舌淡红，苔薄白，脉细。

方药： 小承气汤加味。

枳壳10g，厚朴10g，制大黄5g，石膏12g，升麻10g，珠子参

12g，枇杷叶12g，炒栀子10g，5剂。

【按语】诃黎勒散是《金匮要略》治疗气利的方子，其中诃子是一味下气之品，当然它还具有收敛的作用，关键在于如何配伍。

产后全身关节痛20天案

李某，女，31岁。初诊：2008年3月7日。

患者分娩后90多天，分娩时大量失血，出院沐浴后全身关节疼痛无力20多天，肩、肘、腕、膝、踝关节均疼痛发冷，腰部及小腹胀痛。哺乳，纳可，大便稍软。检测红细胞沉降率30mm/60min（正常值0～20mm/60min），抗"O"溶血素<50.6IU/mL（正常），类风湿因子<9.69（正常）。舌淡红，苔薄白，脉细。

中医诊断：产后身痛（气血不足，风寒束表）。

治法：益气温经，和血通痹。

方药：黄芪桂枝五物汤加味。

黄芪12g，炒白芍6g，桂枝6g，生姜5片，大枣4枚，天麻15g，羌活10g，独活10g，5剂。

二诊： 2008年3月13日。药后肘、腕、膝、踝关节冷痛已除，舌脉如上。

方药： 守上方，天麻加至20g，加威灵仙10g，5剂。

三诊： 2008年3月19日。背部发麻，手足怕风。舌脉如上。

方药： 守上方，加五加皮12g，7剂。

四诊： 2008年3月26日。生气之后突发肘、腕、膝关节发冷，酸胀麻已5天。舌脉如上。

方药： 黄芪桂枝五物汤加天麻20g，细辛5g，白芥子6g，乌梢蛇10g，5剂。

五诊： 2008年4月1日。除左侧肩部微痛伴麻之外，其余症状均已消失。

方药： 守上方，加威灵仙10g，7剂。

六诊： 2008年12月9日。身痛症状未再发生。

【按语】产时失血，产后感受风湿之邪，虚中夹实，黄芪桂枝五物汤最为合拍。天麻是祛风湿良药。

产后小腿冷痛2年加重1年案

厉某，女，33岁。初诊：2018年9月1日。

因"产后小腿冷痛2年，加重1年"就诊。患者自2年前顺产一男婴后，开始出现两下肢冷痛，晚上影响睡眠，小腿需裹保暖物，麻浅，平时易疲倦，进冰冷食物易腹泻。舌淡红，苔薄白，脉细。

中医诊断：痹证（脾肾阳虚型）。

治法：温补脾肾。

方药：肾气丸加肾着汤。

桂枝6g，淡附片3g，山茱萸10g，熟地黄15g，炒山药15g，泽泻10g，茯苓10g，牡丹皮9g，炮姜5g，炒白术10g，炙甘草6g，4剂。

二诊：2018年9月5日。小腿冷痛减轻，已不影响睡眠，舌脉如上。

方药：守上方，加鹿茸2g（调冲），5剂。

三诊：2018年9月10日。小腿冷痛消失，睡眠正常。舌脉如上。

方药: 守上方, 5剂。

【按语】《济阴纲目》称:"鹿茸乃阴中至阳, 阴体而阳用也, 非血脱气衰者不用。"鹿茸壮肾阳, 乃血肉有情之品, 与桂、附、柴、草之性迥异。

产后大量乳汁自出3个月案

王某, 女, 24岁。初诊: 2011年6月8日。

患者产后已经4个月。产后半个月开始出现溢乳, 乳汁湿襟, 需用尿布吸乳, 倦怠。舌淡红, 苔薄白, 脉细。

中医诊断: 乳汁自出(气虚)。

方药: 补中益气汤加减。

生黄芪30g, 党参30g, 白术10g, 升麻15g, 柴胡6g, 山药30g, 金樱子30g, 芡实30g, 五味子6g, 桑椹30g, 炙甘草5g, 7剂。

二诊: 2011年9月6日。药后溢乳消失。

【按语】乳房不胀, 乳汁自溢, 神倦乏力者, 辨为气虚证。

产后盆腔巨大血肿案

徐某，女，25岁。初诊：2014年7月26日。

患者6月24日顺产1男婴，恶露未净，今阴道有少量血性液、色鲜，右少腹酸胀不适，无腹痛及腰酸，食用较硬食物胃痛，二便调。7月8日因腹痛伴发热，最高达39.4℃，于某医院住院抗炎治疗，症状好转。7月14日血常规检查：WBC6.5×10⁹/L，Hb104g/L，CRP38mg/L。7月18日B超检查：右侧附件区见条索状扭曲无回声区104mm×40mm×46mm，子宫前方无回声区103mm×88mm×95mm。诊断：盆腔腹膜炎？建议行穿刺治疗，患者拒绝，于7月19日自动出院。生育史：1-0-0-1。今我院B超：盆腔囊性包块110mm×98mm×104mm。舌淡红，苔薄白，脉细弦。

中医诊断： 癥瘕（血瘀）。

治法： 活血消癥，散结利水。

方药： 当归6g，炒白芍15g，川芎6g，苍术10g，茯苓10g，泽泻10g，贯众炭20g，炮姜5g，马齿苋15g，荆芥炭10g，海螵蛸

20g，阿胶10g（烊冲），3剂。

二诊：2014年7月29日。阴道出血减少，咖啡色。舌脉如上。

方药：薏苡仁20g，炒白扁豆20g，炒白术10g，萆薢10g，地榆15g，槐花15g，马齿苋20g，阿胶10g（烊冲），仙鹤草20g，益母草10g，海螵蛸20g，椿根皮15g，4剂。

三诊：2014年8月2日。阴道出血今净。舌淡红，苔薄白，脉细。

方药：薏苡仁30g，牡蛎15g，海藻15g，浙贝10g，皂角刺10g，石见穿10g，蛇舌草12g，荔枝核10g，橘核10g，半枝莲12g，青皮10g，丹参10g，7剂。

四诊：2014年8月9日。妇科检查示外阴无殊，阴道通畅，仍有少量鲜红出血；子宫颈光滑，子宫前可及一较大囊性肿块，无压痛；两侧附件无压痛。今B超检查示子宫内膜厚度4mm，宫体三径之和为15.6cm，盆腔囊性包块为117mm×98mm×104mm。HCG1.2U/L，CEA1.8ng/mL，CA125 91.9U/mL，CRP14mg/L，WBC4.9×10^9/L，PLT101×10^9/L。

方药：消癥汤（自拟方。三棱10g，莪术10g，半枝莲15g，白花蛇舌草15g，皂角刺12g，石见穿20g，牡蛎30g，海藻20g，荔枝核12g，橘核12g，制乳香4g，制没药4g）加薏苡仁30g，浙贝10g，7剂。

五诊：２０１４年８月１５日。B超检查示盆腔囊性包块105mm×83mm×97mm，便秘。

方药：消癥汤加昆布15g，虎杖20g，大腹皮15g，7剂。

阿魏化痞膏，外贴腹部。

六诊：2014年8月22日。8月16日B超检查示子宫左前方囊性暗区97mm×82mm×90mm，大便结。

方药：守8月15日方，虎杖加至30g，7剂。

阿魏化痞膏，外贴腹部。

七诊：2014年8月29日。无不适，自觉肿块缩小，大便正常。

方药：守上方，7剂。

阿魏化痞膏，外贴腹部。

八诊：2014年9月5日。B超：盆腔包块消失，纳便正常。

方药：当归芍药散加味，7剂，巩固疗效。

产后麻疹案

朱某，女，29岁。初诊：2005年12月19日。

患者剖宫产后，住院第7天开始发热汗出至今已5天，最高体温达39℃；咽喉干燥，干咳，涕中夹血，口苦，喜热饮，纳可，大便时溏，平时胃脘偏寒。住院时，做过多种检验，均未查明发热原因，虽经抗生素使用，无任何效果，自动出院。舌红少津，苔根腻，脉细。

中医诊断: 产后发热（风热）。

西医诊断: 产后发热待查。

治法: 清热解表，养阴退热。

方药: 竹皮大丸加味。

石膏10g，知母10g，甘草6g，桂枝6g，竹茹10g，白薇10g，大枣5枚，川石斛12g，4剂。

二诊: 2005年12月23日。服药后发热即除，昨晚体温37.6℃，咳嗽无痰，鼻塞，偶觉身冷。舌脉如上。

方药: 守上方，加瓜蒌皮10g，杏仁10g，薄荷4g（后入），3剂。

三诊: 2005年12月26日。连续2天晚上体温达38.6~39℃，今晨体温37.7℃，咳嗽有痰，身上瘙痒，暴露身体见腰背部、两臂及手足部布满片状和散在鲜红色高出皮肤的疹点，但口腔麻疹黏膜斑未能发现。舌边尖红，苔中腻，脉细数。

中医诊断: 麻疹（风热束表，肺气不宣）。

治法：宣肺解表，清热透疹。

方药：麻黄连翘赤小豆汤合麻黄杏仁甘草石膏汤加减。

麻黄6g，连翘10g，杏仁10g，赤小豆20g，桑白皮10g，甘草6g，石膏20g，牛蒡子12g，桔梗6g，瓜蒌皮10g，蝉蜕5g，薄荷6g（后入），3剂。

四诊：2005年12月29日。发热退已3天，偶有咳嗽，有痰色黄，咽干，皮疹已退。舌淡红，苔薄白，脉细。

治法：宣肺清热，化痰止咳。

方药：麻黄杏仁甘草石膏汤加味。

麻黄6g，杏仁12g，甘草6g，石膏15g，瓜蒌皮10g，浙贝10g，牛蒡子10g，竹茹10g，桔梗5g，5剂。

药后未再发热，咳嗽渐愈。

【按语】麻疹在当今临床上越来越少见，产后麻疹更是罕见，及早发现、正确治疗格外重要。

产后咳嗽1个月案

王某，女，28岁。初诊：2015年5月19日。

2015年4月6日剖宫产，母乳喂养至今。咳嗽1个月余，干咳为主,夜间尤甚,痰色黄绿、质黏,咽部不适;半身出汗,左脸麻木,无畏寒发热。纳寐、二便均正常。原有慢性支气管炎病史。生育史:1-0-0-1。5月7日CT检查:左肺下叶背段见一直径为3~4mm小结节状高密度影,炎性考虑。舌淡红,苔薄白,脉细。

中医诊断: 产后咳嗽(表寒肺热)。

西医诊断: 下呼吸道感染。

治法: 清宣肺热,化痰止咳。

方药: 麻杏甘石汤加味。

炙麻黄6g,杏仁10g,石膏15g,生甘草5g,竹茹10g,桑白皮10g,地骨皮10g,鱼腥草15g,青黛3g,4剂。

二诊: 2015年5月23日。咳嗽已除,咽痒除,痰色转淡,口渴。舌脉如上。

方药: 守上方,4剂。

【按语】该案新感诱发宿疾,系表寒肺热证,用麻杏甘石汤加味解表寒,肃肺热,化痰热。

胎物残留清宫术后出血不止2个月案

李某，女，39岁，初诊：2002年11月26日。

患者以往月经正常，月经周期30天，经期5天。生育史：1-0-4-1。因肝脏发现占位性病变，进行介入疗法，肿块已经消失。今年4月、7月各药物流产1次，持续性阴道中等量出血2个半月，在外院服用调经、止血、抗炎西药及妇康片，服药至20天后出血方止。11月12日B超检查：宫内回声紊乱，见6mm×8mm偏强回声光团，子宫后壁肌层内见25mm×28mm×32mm低回声团，即行诊刮术。病理报告结果：胎盘组织，部分组织坏变；子宫内膜息肉，局部见淋巴细胞浸润。刮宫术后血止，11月15日阴道又出血，经用泰能、菌必治、立血止，阴道出血仍较多。11月26日检查：血HCG<2IU/L。腰部酸痛，面色不华，无力。舌淡红，苔薄白，脉细。

中医诊断：恶露不绝（气虚湿热）。

治法：益气升提，清热止血。

方药：党参20g，炙黄芪12g，升麻6g，阿胶10g（烊冲），荆芥炭10g，山茱萸20g，仙鹤草30g，血余炭10g，侧柏炭10g，贯众炭30g，重楼12g，椿根皮15g，3剂。

神阙穴隔盐艾炷灸，每日5壮。

二诊：2002年11月28日。昨晚阴道出血已净，今晨少量出血，小腹胀痛。舌淡红，苔薄白，脉细。

方药：守上方，加地榆20g，槐花20g，2剂。

裸花紫珠片，每次2片，每日3次，吞服。

神阙穴隔盐艾炷灸，每日5壮。

三诊：2002年12月2日。阴道出血净已3天，带下如水。舌脉如上。

妇科检查：外阴无殊，阴道通畅，宫颈光滑；宫体后位，大小正常，活动，质地中等，压痛；两侧附件压痛。

中医诊断：带下（湿热脾虚）。

西医诊断：慢性盆腔炎性疾病后遗症。

治法：健脾清湿热。

萆薢12g，土茯苓12g，椿根皮15g，茵陈12g，炒栀子10g，大蓟15g，小蓟15g，鱼腥草15g，蒲公英12g，薏苡仁20g，苍术10g，贯众15g，白术10g，5剂。

卵巢储备功能减退不孕2年案

程某，女，27岁。初诊：2019年5月8日。

患者婚后2年未避孕未孕。平素月经规则，周期28天，经期10天，经量中等，经色鲜红，夹有血凝块，末次月经4月17~29日。2019年2月22日性激素检测：促黄体生成素6.76 U/L，促卵泡生成素20.85mU/mL，雌二醇53.89pg/mL，孕酮0.49ng/mL，泌乳素28.6ng/mL，睾酮0.48ng/mL，抗缪勒氏管抗体0.88ng/mL。2019年5月8日B超检查：宫体三径之和11.9cm，子宫内膜厚度11mm，左卵巢大小23mm×10mm，右卵巢大小25mm×14mm。生育史：0-0-0-0。舌稍红，苔薄白，脉细。

中医诊断： 不孕（肾虚）。

西医诊断： 原发不孕，卵巢储备功能减退。

治法： 调补冲任，补肾助孕。

方药： 补胞汤（自拟方）。

熟地黄20g，菟丝子30g，巴戟天12g，淫羊藿15g，当归15g，鹿角胶20g，龟甲胶20g，桑寄生30g，黄精30g，鸡血藤30g，7剂。

辅酶Q10，每次10mL，每日3次，口服；虾青素，每天6mL，分2次口服。

二诊： 2019年5月15日。经未转，舌脉如上。

方药: 调冲汤（自拟方）。

菟丝子15g，枸杞15g，覆盆子15g，巴戟天12g，淫羊藿10g，续断10g，当归6g，鸡血藤15g，茺蔚子10g，香附10g，路路通10g，丹参15g，7剂。

三诊: 2019年5月22日。月经5月17日来潮，经量中等，夹血凝块，痛经轻微。舌脉如上。

治法: 滋补肾阴，清热止血。

方药: 知柏地黄汤加味。

山药15g，熟地黄15g，萸肉10g，牡丹皮9g，茯苓10g，泽泻10g，知母10g，炒黄柏5g，地榆15g，槐花15g，萆薢10g，海螵蛸20g，阿胶10g（烊冲），7剂。

四诊: 2019年5月30日。赤带，舌脉如上。

方药: 健脾清带汤（自拟方）。

土茯苓10g，炒白术10g，茵陈10g，薏苡仁20g，茯苓10g，扁豆20g，萆薢10g，炒椿皮15g，海螵蛸20g，7剂。

五诊: 2019年6月6日。咳嗽无痰，流涕，多梦。舌淡红，苔薄白，脉略浮。

治法: 益气疏风解表。

方药: 人参败毒散加味。

党参12g，茯苓10g，川芎6g，羌活10g，独活10g，桔梗6g，炒枳壳10g，柴胡10g，前胡10g，甘草5g，浙贝10g，杏仁10g，7剂。

六诊： 2019年6月14日。2019年6月12日B超检查示子宫内膜厚度12mm，左卵巢大小20mm×18.6mm×11.6mm，右卵巢大小27.8mm×13.6mm×29mm。舌脉如上。

治法： 补益气血。

方药： 八珍汤加味。

党参15g，炒白术10g，茯苓10g，炙甘草5g，熟地黄15g，当归6g，川芎6g，炒白芍10g，菟丝子15g，枸杞子12g，巴戟天10g，7剂。

七诊： 2019年6月21日。月经6月15日来潮，舌脉如上。

治法： 益肾。

方药： 助孕汤（自拟方）加味。

菟丝子15g，枸杞15g，覆盆子15g，巴戟天12g，淫羊藿10g，鹿角片10g，续断10 盐杜仲15g，桑椹15g，紫石英30g，当归6g，阿胶10g（烊冲），仙鹤草10g，7剂。

八诊： 2019年6月27日。B超检查示宫体三径之和12.4cm，子宫内膜厚度10mm，左侧成熟卵泡22mm×19mm。舌脉如上。

治法: 活血化瘀。

方药: 排卵汤(自拟方)。

透骨草45g, 薏苡仁120g, 鹿衔草30g, 益母草30g, 大腹皮20g, 泽兰20g, 桃仁30g, 1剂。

结合针刺促排卵, 跳绳助排卵。

九诊: 2019年6月28日。B超检查示子宫内膜厚度8mm, 左侧成熟卵泡21mm×18mm。舌脉如上。

方药: 绒促性素针10000U, 肌内注射。结合针刺促排卵。

十诊: 2019年6月29日。B超检查示子宫内膜厚度10mm, 已排卵。舌脉如上。

方药: 固冲汤(自拟方)。

旱莲草15g, 女贞子10g, 菟丝子10g, 枸杞15g, 覆盆子15g, 巴戟天12g, 淫羊藿10g, 熟地黄15g, 桑椹15g, 鹿角片10g, 续断10g, 14剂。

十一诊: 2019年7月13日。月经今日来潮, 舌脉如上。

治法: 益肾。

方药: 助孕汤(自拟方)。

菟丝子15g, 枸杞15g, 覆盆子15g, 巴戟天12g, 淫羊藿

10g, 鹿角片10g, 续断10g, 盐杜仲15g, 桑椹15g, 紫石英30g, 当归6g, 7剂。

十二诊: 2019年7月18日。经水将净, 舌脉如上。

治法: 健脾清热。

方药: 健脾清带汤(自拟方)。

土茯苓10g, 炒白术10g, 茵陈10g, 薏苡仁20g, 茯苓10g, 扁豆20g, 草薢10g, 炒椿皮15g, 海螵蛸20g, 6剂。

十三诊: 2019年7月25日。B超检查示宫体三径之和12.4cm, 内膜厚度7.2mm, 右侧成熟卵泡24mm×24mm。赤带, 舌脉如上。

治法: 活血化瘀。

方药: 排卵汤(自拟方)。

透骨草45g, 薏苡仁120g, 鹿衔草30g, 益母草30g, 大腹皮20g, 泽兰20g, 桃仁30g, 1剂。

结合针刺促排卵, 跳绳助排卵。

十四诊: 2019年7月26日。B超检查示子宫内膜厚度8mm, 已排卵。舌脉如上。

方药: 固冲汤(自拟方)。

旱莲草15g, 女贞子10g, 菟丝子10g, 枸杞15g, 覆盆子15g,

巴戟天12g，淫羊藿10g，熟地黄15g，桑椹15g，鹿角片10g，续断10g，7剂。

十五诊：2019年8月10日。检测绒毛膜促性腺激素429.7mIU/mL。后续在我科保胎治疗，至2020年4月剖宫产分娩一子。

巨大盆腔囊性包块案

钟某，女，48岁。初诊：2017年12月5日。

因"发现盆腔囊性包块半个月"就诊。患者于2017年11月16日腹部CT检查显示右侧附件区囊性占位。2017年11月17日B超检查：子宫内膜厚度11mm，宫腔形态异常；右侧卵巢内见27mm×20mm囊性暗区；盆腔内见大小109mm×48mm囊性暗区，可见数个偏强回声结节，附壁大的约17mm×5mm，内见絮状及少许点样强回声。2017年12月5日B超检查：子宫内膜厚度7mm，单角子宫可能，右卵巢见20mm×16mm囊性暗区，盆腔子宫右上方见一97mm×38mm×58mm暗区，输卵管积水可能？平素偶有左腰腹部疼痛，可自行缓解。月经周期25天，经期5~6天。末次月经10月28日来潮，经量中等，无血块，经来下腹坠胀感，有腰酸。胃纳一般，胃痛，尿频，大便正常，夜寐欠安，有阴道排液现象。生育史：1-0-0-1（顺产）。既往史：因输卵管堵塞，行通液术后未复查。妇科检查：阴道通畅；宫颈轻度柱状上皮细胞外移，少量接触性出血，无举痛；宫体前位，正常大小，活动，质地软，无压痛；两侧附件无压痛，未触及痛性结节。舌淡红，苔薄白，脉细。

中医诊断： 癥瘕（气滞血瘀）。

西医诊断： 输卵管积液待查。

治法： 行气活血，散结消癥。

方药： 枳实芍药散合桂枝茯苓丸加味。

枳壳30g，炒白芍15g，茯苓10g，牡丹皮9g，桂枝6g，赤芍10g，桃仁10g，大腹皮20g，透骨草30g，葶苈子15g，7剂。

从2018年1月11日开始至2018年3月27日，使用消癥汤（自拟方：三棱10g，莪术10g，半枝莲15g，白花蛇舌草15g，皂角刺12g，石见穿20g，牡蛎30g，海藻20g，荔枝核12g，橘核12g，制乳香4g，制没药4g）加味治疗，共服药70剂。

2018年3月27日B超检查：子宫内膜厚度8mm，单角子宫可能。右侧附件囊肿12mm×9mm。盆腔囊性包块完全消失。

【按语】在《金匮要略》中，枳实芍药散是一张行气和血的方子，桂枝茯苓丸是活血消癥的方子，两方结合，可以治疗诸多气滞血瘀的病证。

垂体手术后身冷背热案

李某，女，41岁。初诊：2003年11月12日。

患者于2003年6月25日行垂体肿瘤切除术，术后月经至今未潮，纳欠，偶有恶心。平时月经周期规则，经量多，夹血块，7天净。B超检查：子宫三径3.6cm×2.6cm×3.5cm，子宫内膜厚度3mm。雌二醇143.4pmol/L，泌乳素779.9μIU/L。于10月20日开始服用溴隐亭片，每日2.5mg，同时用中药调理。因出现恶心呕吐，在服用溴隐亭片3天之后自行停服，胃肠道症状消失。就诊时气温微凉，但患者白天身冷寒颤，风雪衣加身，夜间背脊如火烧燎，蹬被卧箦席取凉，辗转反侧，整夜少寐。舌淡红，苔薄白，脉细。

治法：温阳益阴，补任充督。

方药：桂枝加黄芪汤加味。

生黄芪15g，桂枝6g，炒白芍6g，炙甘草6g，生姜5片，大枣6枚，龟甲胶10g（烊冲），鹿角胶10g（烊冲），紫石英15g，酸枣仁12g，远志10g，菖蒲6g，5剂。

二诊：2003年11月20日。身冷背热诸症悉除，舌脉如上。

治法：补任益督，巩固疗效。

方药：熟地黄12g，山萸肉12g，菟丝子15g，枸杞子15g，龟甲胶10g（烊冲），鹿角胶10g（烊冲），何首乌15g，巴戟天12g，覆盆子12g，炒白芍10g，紫石英15g，夜交藤20g，7剂。

【按语】本病无确切的中医病名相对应。《难经》云："阳维为病，苦寒热。"唐立三认为，阳维病"后人以桂枝汤为治，可谓中肯"。我则以桂枝加黄芪汤加鹿角胶以补督壮阳，加龟甲胶以益任滋阴，督任充益，可以维系一身之阴阳，从而使寒热诸症立刻消弥。

小柴胡汤治疗溴隐亭片副作用案

夏某，女，33岁。初诊：1987年12月16日。

患者生育后10年，发现两侧乳头挤出少量白色乳汁，无血性分泌物，乳房未扪及肿块。月经周期定，时常头顶部疼痛，或伴有恶心。前医用溴隐亭片每次2.5mg,每日3次,连服6天之后,出现不能自制运动,做气功时无法入静,乱跑而难以自我控制,产生自杀妄念又感惧怕。延诊时,已被强迫卧床。症见头痛,恶心,自觉身冷发热交替发作,肢体阵发强痉,畏光。舌淡红,苔薄白,脉细弦。

治法: 和解少阳,佐以疏风。

方药: 小柴胡汤加味。

柴胡10g,党参12g,半夏15g,黄芩9g,白芍10g,炙甘草5g,生姜5片,大枣10枚,蔓荆子10g,僵蚕9g,2剂。

进药2剂,上述症状全部消失,改用疏肝养血之剂善后。

【按语】《伤寒论》96条称:"伤寒五六日中风,往来寒热,胸胁苦满,嘿嘿不欲饮食,心烦喜呕,或胸中烦而不呕,或渴,或腹中痛,或胁下痞硬,或心下悸,小便不利,或不渴,身有微热,或咳者,小柴胡汤主之。"《伤寒论》101条又称:"伤寒中风,有柴胡证,但见一证便是,不必悉具。"该案有恶心,身冷发热交替发作及脉细弦的表现,是使用小柴胡汤的依据。

小柴胡汤治疗重组粒细胞刺激因子针副作用案

胡某，女，37岁。初诊：2020年12月21日。

患者停经后，昨日测血HCG200.5mIU/mL，即注射"瑞白针"（重组粒细胞刺激因子）后，头痛头晕，寒热往来，心慌。体温37.6℃。舌淡红，苔薄白，脉细。

诊断：少阳枢机不利。

治法：和解少阳。

方药：小柴胡汤。

柴胡10g，姜半夏9g，酒黄芩10g，党参10g，炙甘草6g，生姜3片，大枣5枚，2剂。

二诊：2020年12月23日。药后已无头痛头晕，寒热往来消失，今晨呕吐1次，现无恶心。舌脉如上。

方药：小柴胡汤合橘皮汤。

柴胡10g，姜半夏9g，酒黄芩10g，党参10g，炙甘草6g，陈皮12g，生姜3片，大枣5枚，3剂。

药后诸症悉除。

【按语】参见上条按语，该案有呕吐、寒热往来的症状，是使用小柴胡汤的依据。

清宫化疗后身冷案

林某，女，22岁。初诊：2006年10月6日。

患者今年2月16日和2月23日因葡萄胎分别两次清宫，6月21日X胸片发现肺部转移性病灶，诊断为侵蚀性葡萄胎，住院化疗。化疗之后，肺部病灶缩小出院。近2个月经前乳房胀明显，经期头2天小腹疼痛，经量一般，7天净；带下不多，大便秘结、3天一解。7月7日前来就诊时，正住院继续进行化疗，同时进行β-绒毛膜促性腺激素的定量监测。妇科检查：外阴无殊，阴道通畅，宫颈中度柱状上皮外移；宫体后位，大小正常，活动，质地中等，无压痛；两侧附件无压痛。西医诊断：①侵蚀性葡萄胎肺转移。②两侧附件炎。当时投用的中药处方以礞石滚痰丸加减为基本方：制大黄10g，礞石15g，黄芩9g，川石斛12g，天花粉15g，北沙参15g，半枝莲15g，白花蛇舌草15g，藤梨根20g，海藻15g，蛇莓20g，蜈蚣4条（研吞），先后服用29剂。8月9日，β-绒毛膜促性腺激素<1.2mIU/mL。9月2日，X胸片检查转移

病灶已经消失; B超检查, 盆腔未发现异常。10月6日就诊时虽已入秋, 但外界气温仍高, 诊室内仍用空调和电扇取凉, 但患者自诉身冷难禁, 面色少华。舌稍红, 苔薄白, 脉滑。

中医诊断: 身冷 (卫气虚弱)。

治法: 益气和营卫。

方药: 桂枝加黄芪汤加味。

桂枝6g, 炒白芍6g, 炙甘草6g, 生姜5片, 大枣6枚, 生黄芪15g, 当归9g, 5剂。

二诊: 2006年10月11日。身冷已除。

【按语】气血不足, 营卫虚弱是导致身冷的原因, 补气血用归、芪, 和营卫用桂枝汤。

诊刮术后出血不净5个月案

黄某, 女, 44岁。初诊: 2021年4月26日。

因 "诊刮术后出血未净5个月余" 就诊。患者2020年11月因内膜过度增厚, 经量多而行诊刮治疗。诊刮报告: 黏膜慢性炎，宫腔分泌期内膜，局部内膜息肉形成。术后至今出血一直未净，或多或少（类似月经周期）。今日B超：内膜厚度5mm，宫体三径之和为13.4cm，左侧卵巢21mm×11mm，右侧卵巢25mm×13mm。曾服优思明治疗1个月余，无效，停药2个月。4月3~7日，出血量多，色红无血块，之后一直量少，暗红色或淡红色。腰酸痛明显，头晕，气短，乏力，嗳气，寐浅，多梦，易惊醒。尿频，尿急，无尿痛，无腹痛，无怕冷。大便1天2~3次，或成形，或不成形，肠鸣。既往有脾肿大病史。生育史：2-0-2-2（已结扎）。过敏史：头孢类药物。辅助检查（2020年11月12日）：血常规Hb 66g/L（↓），血清铁2.3μmol/L（↓）；出凝血时间正常；甲状腺功能正常；舌淡红，苔薄白，脉细软。

中医诊断：崩漏（脾肾不足，湿热伤络）。

治法：补益脾肾，清湿热止血。

方药：党参30g，炙黄芪15g，山茱萸30g，仙鹤草30g，阿胶10g（烊冲），贯众炭30g，重楼15g，马齿苋30g，海螵蛸30g，4剂。

二诊：2021年4月30日。阴道出血净已2天，腰酸痛较剧，大便日解2~4次，或成形，或溏软，肠鸣，嗳气，无腹痛；阴痒，带下量多，质稀，色黄；左乳胀痛（自服别直参、桂圆）。舌脉如上。

方药： 归脾汤加减。

党参15g，炒白术10g，炙黄芪10g，当归6g，炙甘草5g，木香5g，茯苓10g，远志10g，酸枣仁10g，仙鹤草30g，阿胶10g（烊冲），侧柏叶10g，7剂。

【按语】贯众、重楼、马齿苋均具有清利湿热、凉血止血作用。现代药理学研究表明，这些药物具有收缩子宫的药效。

引产清宫后呃逆不止12小时案

陆某，女，29岁。初诊：2007年11月2日。

患者2007年10月7日妊娠6个月时行中期引产术，术后阴道不规则出血，11月1日B超发现宫内一16mm×4mm×14mm不规则稍强回声，行清宫术，于当晚9时许开始呃逆，除短暂睡眠时间之外，从未间歇，以致引起胸腹部肌肉疼痛。纳可，一日三餐都吃糖粥，大便结。舌淡红，苔薄微腻，脉细。

中医诊断： 呃逆（胃寒气逆）。

方药: 丁香1g, 柿蒂10g, 吴茱萸5g, 高良姜6g, 砂仁5g (杵冲), 半夏10g, 代赭石12g, 3剂。

二诊: 2007年11月15日。进药2剂, 呃逆即止。

【按语】方由丁香柿蒂汤变化而来, 因身体不虚, 故弃人参不用。

引产后抑郁3个月案

胡某, 女, 28岁。初诊: 2012年8月4日。

患者2012年4月16日孕29周, 因死胎引产。引产后月经失调, 胸闷抑郁, 精神欠佳, 失眠, 嗳气, 胸背部不适, 纳呆, 便秘。平时月经周期30天, 经期5天。末次月经6月24日来潮, 量、色正常, 夹血块。白带量多水样, 无异味, 透明拉丝状。妇科检查: 未见异常。辅助检查: 绒毛膜促性腺激素<0.5mIU/mL。B超检查提示子宫内膜厚度10mm。舌淡红, 苔薄白, 脉细。

中医诊断: 郁证 (气郁)。

西医诊断: 产后抑郁。

治法: 调气开郁。

方药: 半夏厚朴汤加味。

半夏10g, 厚朴10g, 茯苓10g, 生姜4片, 苏梗10g, 沉香5g, 代赭石15g, 柏子仁30g, 7剂。

二诊: 2012年8月11日。抑郁、嗳气、睡眠均见好转, 舌脉如上。

方药: 守上方, 加降香5g, 7剂。

三诊: 2012年8月18日。上症续见好转。舌淡红, 苔薄白, 脉细。

方药: 守上方, 7剂。

【按语】凡滞而不得发越之证, 总称郁证。《丹溪心法》分为气郁、湿郁、热郁、痰郁、食郁。该案为气郁, 系引产后精神刺激引起。

术后四肢冷2个月案

章某, 女, 28岁。初诊: 2018年8月18日。

患者2018年6月14日在外院行 "宫腔镜下子宫内膜息肉摘除术", 术后出现四肢冷、出冷汗等症状。8月6日行体外受精-胚胎移植术失败1次。平素月经规律, 周期28~30天, 经期5~7

天，经量中等，夹有血块，无痛经；乳房发胀，白带微黄，二便调。生育史：0-0-2-0。2014年孕55天，因胎儿停止发育行药物流产1次；2016年孕80天，因胎儿停止发育行无痛人流1次。舌淡红，苔薄白，脉细。

中医诊断：手足厥逆（阳气郁阻）。

治法：疏郁通阳，宣达气机。

方药：四逆散。

柴胡15g，炒白芍12g，枳壳12g，炙甘草9g，7剂。

二诊：2018年8月25日。四肢冷除，已是常温，无出汗。月经8月23日来潮，经量稍多，色暗。舌淡红，苔薄白，脉细。

方药：八珍汤加味。

熟地黄12g，炒白芍10g，当归9g，川芎6g，党参12g，白术10g，茯苓10g，炙甘草6g，益母草12g，香附10g，7剂。

【按语】《伤寒论》称："少阴病，四逆，其人或咳，或悸，或小便不利，或腹中痛，或泄利下重者，四逆散主之。"有是证，用是方。

反复左下腹疼痛10余年案

黄某，女，53岁。初诊：2020年7月21日。

因"反复左下腹疼痛10余年"就诊。患者左下腹反复隐隐疼痛10余年，2016年在我处就诊1次，疼痛缓解，再发1年，近期加重，疼痛向左侧腰部放射，矢气则痛减，疼痛甚至影响睡眠。平素乏力，两下肢轻度水肿，头晕、口渴，纳便调。曾服黛力新片自觉减轻，也曾服强力定眩胶囊和乌灵胶囊。尿常规、胃肠镜检查均无殊，B超检查提示右肾囊肿。舌淡红，苔薄白，脉细。

中医诊断：腹痛（肝肾阴虚，气机阻滞）。

治法：滋养肝肾，理气疏肝。

方药：一贯煎加味。

生地黄10g，北沙参10g，麦冬10g，枸杞子10g，当归6g，川楝子10g，橘核10g，青皮10g，延胡索10g，荔枝5个，7剂。

二诊：2020年7月28日。药后左下腹及左侧腰痛均消除，舌脉如上。

方药：守上方，加乌药6g，7剂。

外界低温少腹疼痛2年案

兰某，女，48岁。初诊：2021年8月4日。

因"外界温度降低便感两少腹酸痛2年"就诊。患者近2年当外界温度降低，如冬天、空调房、吹风后，自觉两少腹酸痛不适，伴全身冷痛，双下肢怕冷酸痛，偶有潮热出汗，汗后怕冷。无腹胀、矢气不多。末次月经7月19日来潮，量偏多，色红夹血块；二便调，寐欠安。妇科检查：外阴无殊，阴道通畅，分泌物量中，脓性；宫颈轻度柱状上皮细胞外移，举痛；宫体后位，质地中等，稍大，无压痛；两侧附件压痛。8月4日B超提示子宫肌瘤，大小约3mm×10mm×13mm；左卵巢旁囊肿，大小约12mm×9mm。舌淡红，苔薄白，脉细。

中医诊断： 妇人腹痛（气滞湿热），癥瘕（瘀血阻滞）。

治法： 温阳行气，利湿止痛。

方药： 荔橘核调气汤（自拟方）加味。

乌药10g，青皮10g，荔枝核10g，橘核10g，小茴香5g，大腹皮10g，延胡索10g，川楝子10g，蒲公英15g，香附10g，鸡血藤20g，大血藤20g，炒枳壳10g，桂枝6g，7剂。

二诊：2021年8月11日。两少腹已无痛，舌脉如上。

方药：守上方，桂枝加至9g，7剂。

三诊：2021年8月18日。月经未潮，查尿妊娠试验阴性，无腹痛。舌脉如上。

方药：圣愈汤加减。

熟地黄10g，当归6g，炒白芍10g，川芎6g，党参10g，黄芪10g，荔枝核10g，香附10g，延胡索10g，川楝子10g，小茴香5g，7剂。

四诊：2021年9月6日。外界低温环境中腹痛症状已消、身冷除。月经于8月23日来潮，量多夹血块，9天净。舌脉如上。

方药：荔橘调气汤加味。

荔枝核10g，橘核10g，乌药9g，青皮10g，小茴香4g，大腹皮10g，枳壳10g，香附10g，鸡血藤20g，延胡索10g，红藤20g，蒲公英15g，桂枝9g，14剂。

【按语】少腹疼痛随着外界温度的降低而发生，这是一种少见的天人相应现象。患者表现为厥阴经寒凝气阻，故以荔橘调气汤加桂枝以温通厥阴阳气，调和气血，清利湿热。

盆腔结缔组织炎腰骶酸痛4年案

林某，女，42岁。初诊：2012年9月6日。

患者反复腰骶部酸痛4年余，曾求治于外院，也曾予中药治疗，但症状未见明显缓解。现腰骶酸痛，带量稍多如糊，无阴痒；胃纳可，小便调，大便结，夜寐安。月经尚规则，末次月经8月28日~9月1日。生育史：1-0-2-1，顺产。妇科检查：外阴无殊，阴道通畅，宫颈轻糜；宫体前位，正常大小，活动，质地中等，无压痛；两侧附件无压痛。三合诊：两侧子宫骶骨韧带可触及结节，触痛明显。B超检查未见异常。舌淡红，苔薄白，脉细。

中医诊断： 腰痛（瘀热阻滞）。

西医诊断： 子宫内膜异位症？

治法： 活血化瘀，清理湿热。

方药： 桃核承气汤加味。

桃仁10g，制大黄9g，桂枝6g，玄明粉5g（冲），炙甘草6g，野荞麦根20g，续断10g，蒲公英5g，大血藤20g，络石藤15g，7剂。

活血化瘀灌肠液（自拟方。丹参30g，制乳没各10g，三棱

15g, 莪术15g, 海藻15g, 桃仁10g, 大血藤30g, 水煎成100mL）保留灌肠, 每日1次。

二诊: 2012年9月13日。腰骶部酸痛较前明显好转, 大便正常。舌脉如上。

方药: 守上方, 去玄明粉, 7剂。

活血化瘀灌肠液保留灌肠, 用法同上。

三诊: 2012年9月20日。腰骶部酸痛消失。

【按语】病在下而实者, 以下法常可取胜。

盆腔结核性包块案

王某, 女, 47岁。初诊: 2009年8月17日。

患者20年前曾患结核性腹膜炎, B超检查发现右侧附件有一69mm×41mm×41mm大小囊性肿块, 经多家医院抗炎治疗数月无效, 或建议手术治疗。二便正常, 纳可, 月经失调, 常淋漓难尽。妇科检查: 外阴无殊, 阴道通畅, 宫颈光滑; 宫体后位, 正常大小, 活动, 质地中等, 无压痛; 两侧附件无压痛, 右侧附件触及一囊性包块。舌淡红, 苔薄白, 脉细。

中医诊断: 癥瘕(瘀热互结)。

西医诊断: 盆腔结核性包块?

治法: 活血消癥。

方药: 消癥汤(自拟方: 三棱10g, 莪术10g, 半枝莲15g, 白花蛇舌草15g, 皂角刺12g, 石见穿20g, 牡蛎30g, 海藻20g, 荔枝核12g, 橘核12g, 制乳香4g, 制没药4g)加平地木20g, 丹参20g, 蜈蚣3条(研吞), 7剂。

二诊: 2009年8月25日。无不适, 舌脉如上。

方药: 消癥汤加丹参30g, 平地木30g, 蜈蚣4条(研吞), 白薇15g, 7剂。

三诊: 2009年9月3日。无不适, 舌脉如上。

方药: 蜈蚣6条(研吞), 平地木30g, 白薇15g, 丹参30g, 昆布30g, 海浮石20g, 三棱15g, 莪术15g, 黄精15g, 百部15g, 7剂。

此后以上方为基本方加味, 连续服用21剂后, 于10月19日B超复查: 右侧附件囊肿缩小为54mm×27mm大小。

再以基本方加味服用56剂, 2010年2月2日B超复查示右侧附件囊肿缩小为41mm×28mm大小。

再以基本方加味服用35剂, 2010年6月1日B超复查, 右侧附件囊肿消失。

续服基本方14剂，以巩固疗效。

【按语】案中分辨证论治与辨病论治。除消癥汤为辨证论治之外，其余的治疗均属辨病论治。守方不变，也是该案的特点。

围绝经期性欲亢进4个月案

蒋某，女，47岁。初诊：2003年5月30日。

患者不明原因突发性欲亢进4个月，性交完毕之后仍有强烈欲望，因向来无此现象，心中十分惶恐，唯有强忍。月经周期尚定，经量正常，夹有血块，经前乳房胀痛。近2个月来身上阵发潮热伴出汗，夜寐不安，胃纳欠佳，大小便调。生育史：3-0-3-3。末次月经5月10日来潮。性激素测定：促卵泡生成素32.27IU/L，促黄体生成素8.67IU/L。舌淡红，苔薄白，脉细。

西医诊断：性欲亢进。

治法：清热养阴，平肝潜阳。

方药: 镇肝息风汤加味。

龙骨30g(先煎),牡蛎30g(先煎),龟甲胶10g(烊冲),怀牛膝12g,代赭石12g,天冬12g,玄参12g,白芍12g,茵陈12g,白薇12g,青蒿10g,鳖甲15g(先煎),瘪桃干20g,浮小麦30g,紫草15g,5剂。

二诊: 2003年6月3日。月经6月3日来潮,潮热出汗等症状减轻。舌脉如上。

方药: 守上方,紫草改为20g,加五味子5g,5剂。

知柏地黄丸,每次5g,每日3次,吞服。

三诊: 2003年6月12日。潮热出汗消失,易惊,胃纳欠佳。舌脉如上。

治法: 养阴潜阳,健脾宁神。

方药: 龟甲胶20g(烊冲),鳖甲15g(先煎),牡蛎20g(先煎),磁石20g,紫石英20g(先煎),炒黄柏10g,浮小麦20g,紫草20g,薏苡仁20g,莲子20g,五味子6g,青蒿12g,鸡内金10g,5剂。

灵芝胶囊,每次2粒,每日3次,吞服。

四诊: 2003年6月20日。性欲亢进现象消失,寐可,肛裂便血。舌脉如上。

方药: 守上方, 加地榆20g, 瘪桃干20g, 7剂。

灵芝胶囊, 每次2粒, 每日3次, 吞服。

【按语】本病无确切的中医病名相对应。年近七七, 当衰而盛者, 为反常。反常者系阴虚而阳亢, 故治以滋阴潜阳。

性交呕吐6年案

郑某, 女, 26岁。

结婚6年, 每次性生活均感小腹疼痛, 继而呕吐, 苦不堪言, 因惧怕性交, 一直未孕, 口臭。妇科检查提示子宫偏小, 慢性盆腔炎性疾病后遗症, 子宫内膜异位症。舌淡红, 苔薄白, 脉细。

中医诊断: 交接呕吐(肝胃不和)。

治法: 清肝和胃, 调气降逆。

方药: 黄连温胆汤加味。

黄连2g, 吴茱萸5g, 半夏20g, 陈皮10g, 枳壳10g, 茯苓10g, 竹茹10g, 甘草5g, 苏梗8g, 藿香梗8g, 沉香3g(后入), 代赭石20g, 3剂。

二诊： 药后性生活1次，未发生呕吐。舌脉如上。

方药： 守上方，加旋覆花10g（包煎），3剂。

三诊： 适值经期，舌脉如上。

治法： 燥湿理气，和血调经。

方药： 二陈汤合四物汤加益母草12g，香附9g，3剂。

经后再过性生活1次，未再发生呕吐。

方药： 守上方，加沉香3g，吴茱萸2g，黄连2g，代赭石20g，3剂以善后。

【按语】《灵枢·经脉》称："肝足厥阴之脉，起于大趾丛毛之际……循股阴，入毛中，过阴器，抵小腹，夹胃，属肝。"性交时扰乱阴器肝经气血，气逆而上犯胃，导致呕吐。

侵蚀性葡萄胎肺转移案

林某，女，22岁。4个多月前因葡萄胎分别两次清宫，半月前X胸片发现肺部转移性病灶，诊断为侵蚀性葡萄胎住院化疗，肺部病灶缩小出院。近2月经前乳胀明显，经来小腹疼痛，量一般，7天净；带下不多，大便秘结、3天一解。刻正值住院化疗,同时进行β-绒毛膜促性腺激素定量监测。妇科检查提示宫颈柱状上皮外移,两侧附件炎。舌稍红,苔薄白,脉细。

西医诊断: 侵蚀性葡萄胎肺转移。

治法: 清热解毒,化痰散结。

方药: 礞石滚痰丸加减。

炙大黄10g,礞石15g,黄芩9g,川石斛12g,天花粉15g,北沙参15g,半枝莲15g,白花蛇舌草15g,藤梨根20g,海藻15g,蛇莓20g,蜈蚣4条(研吞),先后服用29剂。

1个月后检测β-绒毛膜促性腺激素<1.2mIU/mL,再过近1个月X胸片检查转移病灶消失,B超检查盆腔未发现异常。

【按语】本病无确切的中医病名相对应。病已入肺,当从肺治。礞石滚痰丸系攻下逐痰之剂,佐以养阴解毒散结之品,以完善其方。

黄土汤治疗阴道转移癌灶性出血案

包某,女,74岁。初诊: 2005年11月22日。

患者2004年1月在上海某医院因右侧肾盂癌转移行右侧肾脏、膀胱以及子宫次切术，术后进行化疗和放疗。就诊时阴道出血4天，血量中等，血色鲜红；腰痛甚，两腿酸痛，纳欠佳，晨起口淡，二便正常，面色苍白，形体消瘦。7月30日血常规检查：白细胞$5.5×10^9$/L，红细胞$3.01×10^{12}$/L（正常值$3.5～5.0×10^{12}$/L），血小板$235×10^9$/L，凝血酶原时间、国际标准化比值、纤维蛋白原、凝血酶原活动度、活化部分凝血活酶时间、凝血时间均在正常范围。妇科检查：子宫颈以及阴道两侧穹窿处见多个活动性出血点，部分出血点有增生隆起现象。由于阴道出血呈活动状态，患者又贫血，故仅作出血部位阴道涂片细胞学检查。舌淡红、苍老，苔薄白，脉细。

中医诊断： 漏下（脾不摄血）。

西医诊断： 阴道转移癌灶性出血。

治法： 温阳健脾止血。

方药： 黄土汤加减。

赤石脂20g，生草6g，生地炭15g，白术10g，淡附子3g，阿胶10g（烊冲），黄芩炭10g，红参6g（调冲），仙鹤草20g，侧柏叶10g，血余炭10g，3剂。

二诊：2005年11月28日。进药1剂，阴道出血即净，阴道细胞学检查，细微镜下可见成片及散在脱落重度核异质细胞，可疑转移性肿瘤。

治法：健脾止血。

方药：归脾汤加阿胶10g（烊冲），贯众15g，椿根皮15g。

【按语】由于灶心土缺货，由赤石脂代替。

阴吹如气过水声2年案

谷某，女，37岁。初诊：2016年10月27日。

患者自感阴道气过水声，夜间加重，严重时影响睡眠，反复发作2年，每因劳累、体虚后发作。平素体弱，倦态，脾胃差，受凉后易便溏，喜温喜热饮。19岁时曾患肺结核，已治愈。平素易焦虑，冬季怕冷，手足凉。舌淡红，苔薄白，脉细。

中医诊断：阴吹（中气下陷）。

方药：补中益气汤加味。

黄芪30g，炒白术10g，党参15g，陈皮6g，当归6g，升麻9g，柴胡6g，枳壳10g，炙甘草6g，4剂。

二诊： 2016年10月31日。服药后白天阴道水泡声消失，睡眠时亦减轻，胸闷。舌脉如上。

方药： 守上方，加胡桃肉30g，4剂。

三诊： 2016年11月4日。末次月经2016年11月2日来潮、量中等，阴道水泡声续减，便软。自觉胸闷，频频需要深呼吸。舌淡红，苔薄白，脉细软。

方药： 红参6g（调冲），蛤蚧1只，沉香1g（冲），五味子5g，生黄芪50g，升麻9g，柴胡6g，枳壳30g，苍术10g，陈皮10g，厚朴10g，炙甘草6g，5剂。

四诊： 2016年11月19日。阴道气过水声消失。舌脉如上。

方药： 守上方，去陈皮、厚朴，加胡桃肉30g，磁石15g。

【按语】该案先是阴吹，属于中气下陷；后添胸闷气短，系肺气不敛。

吊阴痛3天案

叶某，女，40岁。初诊：2009年3月10日。

患者阴部阵发性抽痛3天，每日发生10次左右。平素月经周期规则，经量正常、色黯夹块，经前一周乳房胀痛明显，带多色白，纳便调，寐安。月经3月4日来潮。生育史：2-0-1-2，两侧输卵管已结扎。妇科检查：外阴无殊，阴道通畅，宫颈轻度炎症；子宫前位，大小正常，质地中等，活动，无压痛；两侧附件无压痛。舌淡红，苔薄白，脉细。

中医诊断：吊阴痛（阴虚肝郁），带下（湿热）。

西医诊断：阴部神经痛，宫颈柱状上皮细胞外移。

治法：疏肝养阴。

方药：川楝子20g，郁金10g，刺蒺藜10g，车前子10g，川木通5g，预知子15g，麦冬10g，北沙参12g，6剂。

二诊：2009年3月15日。阴痛已除，带多色白。舌脉如上。

方药：守上方，7剂。

【按语】此方系一贯煎变通而来。

阴部下坠20年案

林某，女，45岁。初诊：2007年10月30日。

患者阴部下坠20余年，偶觉下腹抽痛，带下不多、色微黄，纳便正常。月经正常，末次月经10月9日来潮。生育史：3-0-0-3，两侧输卵管已经结扎。妇科检查：外阴无殊，阴道通畅，宫颈光滑；宫体轻压痛，大小正常，质地中等，活动，无压痛；两侧附件无压痛。舌稍红，苔薄腻，脉细。

中医诊断：阴部下坠（脾肾气虚）。

方药：生黄芪30g，党参20g，柴胡6g，升麻5g，炒白术10g，陈皮9g，当归5g，炙甘草6g，荔枝5个，野荞麦根20g，7剂。

二诊：2007年11月15日。月经11月1～5日，症如上，舌脉如上。

治法：填补冲任。

方药：补胞汤[自拟方。熟地黄20g，紫河车10g（研粉吞），何首乌15g，菟丝子30g，巴戟天12g，淫羊藿15g，鹿角胶20g（烊冲），龟甲胶20g（烊冲），当归15g，桑寄生30g，黄精30g，鸡血藤30g，黑大豆30g]加益智仁10g，7剂。

三诊：2008年11月23日。大便溏薄，矢气频多。舌脉如上。

方药：补胞汤加神曲10g，枳壳15g，7剂。

四诊：2008年11月30日。月经11月28日来潮，阴部下坠未发生。舌脉如上。

方药: 守10月30日方, 7剂。

五诊: 2007年12月13日。无不适, 舌脉如上。

方药: 守上方, 加乌药9g, 陆续服用84剂。

六诊: 2008年10月7日。阴部下坠感未再发生。

【按语】阴部下坠多从中气下陷论治, 不效者应从冲任虚弱入手。

交骨疼痛3个月案

陈某, 女, 25岁。初诊: 2008年12月17日。

患者原患两侧附件炎, 耻骨疼痛3个多月, 小腹胀, 矢气。舌淡红, 苔薄白, 脉细。

中医诊断: 交骨疼痛(气血阻滞, 湿热停留)。

治法: 疏肝理气, 活血清热。

方药: 荔橘调气汤(自拟方。荔枝核10g, 橘核10g, 乌药9g, 青皮10g, 小茴香15g, 川楝子20g, 大腹皮10g, 枳壳10g, 香附10g, 鸡血藤20g, 延胡索10g, 红藤20g, 蒲公英15g)加徐长卿20g，14剂。

二诊： 2009年1月6日。耻骨疼痛次数减少，程度减轻，带下不多。舌脉如上。

方药： 守上方，加血竭5g，当归10g，川芎10g，14剂。

三诊： 2009年2月5日。耻骨疼痛已除。

【按语】交骨疼痛的治疗出于近世，当以肝气阻滞、瘀血停留论治。

两肘窝腘窝酸2年案

涂某，女，47岁。初诊：2018年9月6日。

因"两侧肘窝、腘窝酸2年多"就诊。患者两侧肘窝、腘窝夜寐、休息时均酸感明显，活动后好转，腰部酸，耳窒不聪。夜寐可，胃纳一般，二便调。月经2017年11月来潮。既往贫血史4年多，现服药治疗。生育史：2-0-1-2。2018年9月5日辅助检查：血红蛋白130g/L，红细胞$4.64×10^{12}$/L。舌淡红，苔薄白，脉细。

中医诊断： 痹证（血不养筋）。

治法： 养血柔络止痛。

方药： 三物养血汤合芍药甘草汤加味。

丝瓜络15g，桑寄生15g，竹茹10g，炒白芍30g，炙甘草9g，鸡血藤20g，豨莶草12g，伸筋草10g，杜仲12g，续断10g，7剂。

二诊： 2018年9月13日。两侧肘窝、腘窝酸感减轻。舌脉如上。

方药： 守上方，加地龙10g，土鳖虫10g，炒白芍加至50g，7剂。

三诊： 2018年10月9日。两侧肘窝、腘窝酸感已经消失。小腿痹中发酸，纳便正常。舌脉如上。

方药： 守上方，去地龙、土鳖虫；加牡蛎30g，木瓜10g，7剂。

四诊： 2018年10月16日。小腿酸已除，耳窒亦消。舌淡红，苔薄白，脉细。

治法： 补益肝肾。

方药： 归芍地黄汤加味。

当归9g，炒白芍20g，熟地黄12g，山药15g，山茱萸12g，茯苓12g，泽泻10g，牡丹皮9g，桑寄生15g，续断10g，杜仲12g，7剂。

【按语】丝瓜络、桑寄生、竹茹称为三物养血汤，具有养血通络的作用。

周痹1年案

金某，女，47岁。初诊：2015年8月19日。

因"周身酸楚不适1年余"就诊。患者1年前无明显诱因下出现周身酸楚不适，腰腿酸痛，上楼梯困难，平地行走尚可，经前下腹坠胀明显，纳寐尚可，小便频数，大便秘结。原有颈及腰椎间盘突出症病史。患者平素月经规则，周期30天，经期7天，末次月经2015年7月28日来潮。生育史：1-0-0-1，放置节育环6年。2015年8月10日B超检查：子宫小肌瘤9mm×6mm×8mm。妇科检查：外阴无殊，阴道通畅；宫颈光滑，无举痛，子宫前位，正常大小，质地中等，无压痛；两侧附件无明显压痛。舌淡红，苔薄白，脉细。

中医诊断： 痹证（血虚生风）。

西医诊断： 子宫肌瘤，颈椎、腰椎间盘突出症。

治法： 养血和营，疏风活络。

方药: 黄芪桂枝五物汤加味。

黄芪15g,桂枝6g,炒白芍6g,生姜5片,大枣6枚,丝瓜络10g,竹茹10g,鸡血藤30g,土鳖虫10g,7剂。

二诊: 2015年8月26日。除下肢微酸外,其余身楚症状消失。末次月经2015年8月25日来潮,经量中等。舌脉如上。

方药: 守上方,去土鳖虫,加地龙10g,7剂。

三诊: 2015年9月10日。上症续减,膝关节酸,舌脉如上。

方药: 守上方,加杜仲12g,桑寄生15g,7剂。

【按语】周身疼痛,而与气候变更无关者,当属血虚生风,血少失养。

身冷、水肿、便秘案

夏某,女,24岁,未婚。初诊: 2019年5月11日。

患者身矮体壮,身高151cm,体重67.5kg,体重质量指数29.6,属于肥胖。平素月经规律,周期26~28日,经期7天。末次月经2019年5月1日来潮,量多,色暗红,夹少许血块,中度痛经,需服用止痛药。平时喜冷饮,常感胃脘不适,纳可,畏寒,四肢冰冷，晚上饮水后次日面部即水肿，便秘，寐差多梦。舌淡红，苔薄白，脉细。

中医诊断: 寒饮停留（寒湿），便秘（寒秘）。

治法: 通阳利水下便。

方药: 苓桂术甘汤合大黄附子汤加减。

茯苓皮30g，桂枝6g，白术10g，炙甘草6g，泽泻15g，制大黄5g，淡附片6g，7剂。

二诊: 2019年5月18日。身冷已除，浮肿消退，大便正常。舌淡红，苔薄白，脉细。

方药: 守上方，7剂。

【按语】痰脂之体，又喜冷饮，寒饮为患，当以温药和之、通之。

全身虫行半年案

王某，女，44岁。初诊: 2015年6月30日。

患者半年前无明显诱因下出现全身虫行感，伴双下肢水肿，无潮热盗汗，脸上痤疮较多。纳可寐差，二便正常。既往5次顺产，1次人流，两侧输卵管已结扎。月经规则，周期30~35天，经期7天，经量中等，经色鲜红，无痛经；腰酸，无经前乳胀。末次月经5月27日来潮，7天净。带下无殊。妇科检查：外阴无殊；阴道通畅，有量少暗红色分泌物，无异味；宫颈光滑；宫体前位，质地中等，偏大，活动，无压痛；左侧附件压痛。舌淡红，苔薄白，脉细。

中医诊断： 身如虫行（风郁），水肿（水湿浸渍）。

治法： 健脾除湿，解表散邪。

方药： 防己茯苓汤合麻黄连翘赤小豆汤加味。

防己10g，生黄芪15g，桂枝6g，茯苓皮30g，炙麻黄6g，杏仁10g，连翘10g，桑白皮10g，赤小豆30g，炙甘草6g，生姜3片，大枣4枚，冬瓜皮30g，蚕沙10g（包），7剂。

二诊： 2015年7月6日。末次月经7月6日来潮，下肢水肿消失，仅面部、外阴及双下肢虫行感。舌脉如上。

方药： 守上方，加益母草20g，泽兰10g，7剂。

三诊： 2015年7月14日。经净3天，外阴及双下肢虫行感较前明显减轻。舌脉如上。

方药：守6月30日方，去冬瓜皮、茯苓皮；加苍耳子10g，蛇床子10g，7剂。

四诊：2015年7月21日。面部、外阴及双下肢虫行感续见减轻。带下色白，量多，无异味。舌脉如上。

方药：守上方，加白芷10g，益母草20g，7剂。

五诊：2015年8月21日。全身虫行感消失。

【按语】《金匮要略·水气病脉证并治》称："皮水为病，四肢肿，水气在皮肤中，四肢聂聂动者，防己茯苓汤主之。"何谓聂？《康熙字典》注："木叶动貌。"聂聂：就是形容树叶微动的样子。这里借以比喻四肢肌肉的瞤动。这种瞤动，类似于肌肤的虫行感，故选用防己茯苓汤为主治疗。

倦怠半年案

王某，男，31岁。初诊：2021年7月8日。

因"倦怠半年，寐差多梦4个月"就诊。患者倦怠半年，近4个月夜寐差、多梦，午睡达半天难能起床，夜间口水量多，晨起口苦、口黏、口渴，饮水后不解，日饮水约

2000mL, 纳可, 大便日解3次、软、不成形已半年, 夏天喜冷饮, 无腹胀腹痛, 无腰痛, 口糜、咽痛频发, 经常服用降火药或抗生素。舌边尖稍红, 苔薄腻, 脉濡。

中医诊断: 失寐(水湿阻滞, 胃火内郁)。

治法: 温阳利水, 清泻胃火。

方药: 五苓散合泻黄散加减。

猪苓10g, 泽泻10g, 炒白术10g, 茯神30g, 桂枝5g, 藿香9g, 焦栀子10g, 石膏15g, 生甘草6g, 防风9g, 滑石粉15g, 淡竹叶12g, 苦参10g, 7剂。

吩咐减少饮水量。

二诊: 2021年7月15日。晨起口苦除, 空腹喝药, 药后纳差; 大便先溏稀、日解4～5次, 近2日大便正常、成形、日解2次; 日饮水1000mL, 睡眠改善, 口糜已除, 午睡半小时可以自醒起床。舌脉如上。

方药: 守上方, 去苦参, 加六神曲10g, 7剂。

三诊: 2021年7月22日。精神状态正常, 睡眠质量改善, 无口腔溃疡, 胃口较前好转, 大便偏软、日解2次。舌脉如上。

方药: 乌梅丸。

黄连3g，炮姜5g，乌梅10g，细辛2g，黄柏5g，附片5g，当归5g，花椒2g，党参10g，桂枝5g，7剂。

四诊：2021年7月29日。夜寐佳，午睡15分钟即可，精神正常，大便成形，无口糜。舌脉如上。

方药：参苓白术散加减。

党参15g，茯苓10g，甘草6g，山药15g，白扁豆15g，白术10g，砂仁5g，薏苡仁20g，桔梗3g，陈皮9g，莲子20g，川连3g，乌梅10g，花椒1g，7剂。

四肢颜面水肿1年案

吴某，女，45岁。初诊：2019年6月28日。

患者四肢及颜面部水肿1年，腰酸，乏力，畏寒，时有头晕，胃纳可，眠浅多梦，易惊醒，大便2日一解，夜尿1次。近6年月经周期15~23天，经期5天，经量中等、色红，无痛经，伴有少量血块，行经时腰部坠胀，乳胀。曾中药调理2个月，稍有改善，停药仍反复。2018年11月26日辅助检查：促黄体生成素10.2 mIU/mL，促卵泡生成素15.2mIU/mL，雌二醇337ng/mL，孕酮770nmol/L，睾酮1.03ng/mL，泌乳素178.4ng/mL。生育史：2-0-0-2（顺产2

个,已上环)。妇科检查:外阴无殊,阴道通畅;宫颈肥大,轻度柱状上皮外移;宫体后位,正常大小,活动,质地中等,无压痛;两侧附件无压痛。舌淡红,苔薄白,脉细。

中医诊断: 水肿(风郁脾弱)。

治法: 益气祛风,温脾利水。

方药: 防己黄芪汤合五苓散加减。

防己10g,黄芪30g,白术10g,炙甘草6g,猪苓10g,泽泻10g,茯苓10g,桂枝6g,冬瓜皮30g,生姜3片,大枣5枚,7剂。

二诊:2019年7月10日。月经7月3日来潮,已净。四肢及颜面部水肿减轻。舌脉如上。

方药: 守上方加减。

防己10g,黄芪30g,白术10g,炙甘草6g,猪苓10g,泽泻10g,茯苓10g,桂枝6g,薏苡仁50g,冬瓜皮30g,生姜3片,大枣5枚,7剂。

三诊:2019年8月12日。腰酸,乏力,乳胀。舌脉如上。

方药: 黑逍遥散加减。

当归9g,炒白芍10g,柴胡10g,甘草5g,薄荷3g,茯苓10g,炒白术10g,熟地黄10g,刺蒺藜10g,郁金10g,路路通10g,益母草30g, 7剂。

四诊: 2019年8月26日。下肢及颜面部水肿消除。

【按语】风郁肌表,故有畏寒;脾阳不振,故水停浮肿。两方合用,正好合拍。

下肢水肿、尿频4年案

高某,女,47岁。初诊:2016年8月8日。

患者2016年6月10日月经来潮,淋漓不尽1月,进药6剂后月经净。末次月经7月26日来潮,今已净,其间性交后少量阴道出血。倦怠,大便偏软、一天2~3次。久坐下肢水肿,伴怕冷、尿频4年,无尿急尿痛。既往有子宫腺肌症伴子宫肌瘤、子宫内膜腺体简单型增生史。生育史:1-0-1-1,放置宫内节育器。妇科检查:外阴无殊,分泌物量中,夹血丝;宫颈柱状上皮外移Ⅰ度,见2处浅表溃疡样出血点;宫体前位,增大,活动,质地硬,压痛;两侧附件压痛。舌淡红,苔薄白,脉细。

中医诊断: 水肿、小便频数(肾阳虚)。

西医诊断: 功能性水肿。

治法: 温肾缩尿。

方药: 肾气丸合缩泉丸。

桂枝6g, 淡附片6g, 熟地黄12g, 炒山药15g, 山茱萸10g, 泽泻10g, 茯苓10g, 牡丹皮9g, 益智仁10g, 乌药9g, 鸡内金10g, 桑螵蛸12g, 7剂。

二诊: 2016年8月16日。水肿消退, 怕冷较前好转, 小便次数减少。现干咳, 咽痒, 时感腰痛, 纳可, 口淡, 寐安。末次月经8月7~15日。今尿常规检查: 隐血(+), 红细胞54/μL, 尿蛋白(+)。舌脉如上。

方药: 守上方, 加车前子10g, 石韦10g, 7剂。

三诊: 2016年8月24日。阴道少量出血。舌脉如上。

方药: 肾气丸加五味子6g, 仙鹤草20g, 荆芥炭10g, 鹿角胶10g(烊冲), 7剂。

四诊: 2016年9月13日。随诊, 下肢水肿一直未发生, 小便次数正常。

【按语】《素问·上古天真论》称:"肾者主水。"《素问·六节藏象论》称:"肾者主蛰, 封藏之本。"水之不化、溲之不摄, 均与肾阳不足相关。

下肢静脉曲张充血水肿10年案

陈某, 女, 23岁。初诊: 2020年6月19日。

因"下肢充血发紫水肿10年"就诊。检查患者两下肢皮肤充血, 发紫如地瓜皮, 并见轻度水肿, 两腘部、小腿、脚背、脚踝内侧部静脉曲张, 轻微水肿。舌淡红, 苔薄白, 脉细。

中医诊断: 水肿(水血不利)。

西医诊断: 下肢静脉曲张。

治法: 温肾化气, 利水活血。

方药: 济生肾气丸加减。

熟地黄15g, 山药15g, 牡丹皮9g, 茯苓10g, 山萸肉10g, 泽泻10g, 桂枝5g, 附片3g, 车前子10g(包), 川牛膝15g, 桑寄生15g, 丝瓜络10g, 冬瓜皮30g, 赤小豆50g, 7剂。

二诊: 2020年6月26日。月经6月26日来潮, 4天净, 上症好转。舌脉如上。

方药: 守上方, 7剂。

三诊：2020年7月3日。经净。舌脉如上。

方药：熟地黄15g，山药15g，牡丹皮9g，茯苓10g，山萸肉10g，泽泻10g，桂枝5g，附片3g，车前子10g（包），川牛膝15g，鸡血藤45g，丹参15g，7剂。

四诊：2020年7月10日。两下肢充血紫绀明显减轻，水肿已退。舌脉如上。

方药：守上方，鸡血藤加至60g，丹参加至20g，7剂。

五诊：2020年7月17日。两下肢充血紫绀继续减轻，水肿消失。舌脉如上。

方药：守上方，鸡血藤加至90g，7剂。

六诊：2020年7月24日。月经7月18～22。以往居家时两下肢呈紫绀色，近期居家时两下肢肤色正常。舌脉如上。

方药：守上方，加泽兰15g，7剂。

七诊：2020年7月31日。就诊时两下肢肤色紫绀明显减退，仅踝上4cm之下略微充血，无水肿。舌脉如上。

方药：守上方，加益母草30g，7剂。

八诊：2020年8月7日。症如上，舌脉如上。

方药：当归芍药散加味。

当归6g，炒白芍30g，泽泻10g，炒白术10g，茯苓10g，川芎

3g，牛膝30g，车前子15g（包），丹参20g，鸡血藤90g，泽兰15g，益母草30g，7剂。

九诊： 2020年8月14日。症如上，舌脉如上。

方药： 守上方，加黄芪30g，防己10g，7剂。

十诊： 2020年8月21日。月经2020年8月15日来潮，经量中等，无不适，今将净。

建议穿医用静脉曲张弹力袜以善后。

惊恐腹痛案

朱某，女，33岁。初诊：2013年7月23日。

患者脐下疼痛1周。平素月经尚规则，周期30～37天，经期8天。末次月经6月25日来潮，经量中等，经色暗红，无血块；经期腰酸、腹痛、乏力，恶心欲吐，经前乳房胀痛。带下量少呈乳白色，无异味。平时易疲劳，纳一般，寐浅，二便调。两肩部发麻3天余。平素胆怯，如背后有人呼她，一受惊则出现脐腹痛，持续3～4小时方逐渐缓解。生育史：2-0-0-2，均为剖宫产，现工具避孕。妇科检查：外阴无殊，阴道通畅，阴道分泌物量中、呈白色豆渣样；宫颈轻度柱状上皮细胞外移；宫体前位，质地中等，饱满，活动，无压痛；两侧附件无殊。舌淡红，苔薄白，脉细。

中医诊断： 腹痛（肾气虚）。

治法： 益肾调气。

方药： 五肾汤（野荞麦根20g，仙鹤草20g，络石藤15g，湖广草15g，扶芳藤12g）加乌药6g，沉香3g，黑豆30g，7剂。

二诊： 2013年7月31日。腹痛已除，口苦3天，大便偏干、一天1次。经未转。在诊病过程中，趁其不备，击掌使惊，未见腹痛。舌脉如上。

方药： 守上方，加枸杞子20g，首乌20g，7剂。

三诊： 2013年8月14日。月经8月2～11日，伴腰痛，无腹痛。就诊时再次趁她不备，猛然击掌，使其受惊，亦未发生腹痛。夜寐差，夜尿频。舌脉如上。

方药： 十味温胆汤加味。

半夏10g，枳壳6g，陈皮10g，茯苓10g，酸枣仁12g，远志9g，五味子5g，熟地黄10g，党参12g，炙甘草6g，益智仁10g，桑螵蛸12g，6剂。

【按语】《素问·阴阳应象大论》称："恐伤肾。"故治恐，从肾入手。野荞麦根——花麦肾，仙鹤草——肾草，络石藤——拉屙肾，湖广草——荔枝肾，扶芳藤——对叶肾。这五味草药组方，在温州称为五肾汤，具有良好的补肾作用。金代张从正《儒门事亲》有治惊验案，以木击几而使惊平，余仿此治。

神经性尿频案

黄某，女，24岁。初诊：1991年6月20日。

患者小便频数且短1个月，日解50余次，无小便疼痛刺激感，反复尿常规检查均正常，以致情绪抑郁。舌尖稍红，苔薄腻，脉细。

中医诊断： 淋证（肾虚肝郁）。

西医诊断： 神经性尿频。

治法： 益肾疏肝。

方药： 缩泉丸合逍遥散加减。

益智仁10g，乌药6g，怀山药15g，潼蒺藜10g，鸡内金6g，柴胡10g，白术10g，茯苓10g，白芍10g，当归6g，桑螵蛸10g，薄荷4g（后入），5剂。

7月5日就诊时得知，服药之后尿频症状已经消失，未再复发。

【按语】小便频数，除肾不封藏之外，尚有肝失疏泄者。

夜尿频数6年案

刘某，女，41岁。初诊：2013年11月21日。

患者夜尿频多，尿量偏少，约10分钟解1次，自觉尿道下坠感已达6年。平素月经尚规律，近半年月经失调，经期1天，周期24天。末次月经11月12日来潮，量少，只需用护垫，色红，无血块，无痛经，无经前乳房胀痛，腰酸痛明显。白带量少，阴道干涩，无外阴瘙痒。性冷淡，心悸心慌，无头晕。纳佳，夜寐欠安，入睡困难，视物模糊，眼眵过多，大便正常。妇科常规检查：外阴无殊；阴道通畅，分泌物色白质稀；宫颈有纳氏囊肿；宫体后位，质地中等，大小正常，活动，无压痛；两侧附件无压痛。尿常规检查：无殊。舌淡红，苔薄白，脉细。

中医诊断：夜尿频数（肾虚）。

治法：补肾固涩。

方药：猪肾1个（煎汤代水），山萸肉15g，五味子6g，金樱子30g，益智仁10g，炒山药20g，乌药10g，潼蒺藜15g，鸡内金

10g，7剂。

二诊： 2013年11月29日。症如上，舌脉如上。

方药： 守上方，加龟甲30g（先煎），生黄芪20g，肉桂5g，7剂。

三诊： 2013年12月5日。夜尿频多症状消失，舌脉如上。

方药： 守上方，续进14剂。

四诊： 2014年2月5日。随诊，小便无殊。

【按语】方中猪肾补肾缩尿，鸡内金健脾缩尿，龟甲入阴分养阴、尤擅止夜尿。

交接后淋症4年案

王某，女，31岁。初诊：2006年5月8日。

患者小便频急热痛4年，屡治不愈，平均每1小时登圊1次，尿短色黄，性生活之后发病尤甚，以致惧怕。尿常规检查：红细胞（−）/HP，白细胞4~6/HP。B超检查提示右肾小结石。月经周期基本规则，经量过多，经色鲜红，夹大量血块，有痛经，经前乳房胀痛，腰部酸痛；带下量多，偶有异味；夜寐欠安，纳便正常。末次月经4月8日来潮。生育史：1-0-1-1。妇科检查：外阴无殊，阴道通畅；宫颈光滑；宫体前位，正常大小，活动，质地中等，压痛；两侧附件压痛。舌淡红，苔薄白，脉细。

中医诊断：淋证（阴虚湿热）。

西医诊断：尿路感染，右肾结石，盆腔炎症性疾病后遗症。

治法：滋阴清热，利水通淋。

方药：百合滑石散合猪苓汤、栀子柏皮汤加减。

百合20g，滑石15g，茯苓皮30g，猪苓10g，泽泻10g，阿胶10g（烊冲），炒栀子15g，黄柏10g，炙甘草6g，白术10g，海金沙10g，4剂。

二诊：2006年5月13日。开始进药之后，小便即觉舒服，尿量增多，小便减少至正常次数。小便培养及药物敏感试验结果：金黄色葡萄球菌＞10000cfu/mL，左氧氟沙星敏感。月经5月11日来潮，经量较前明显减少，血块亦减。舌脉如上。

方药：守上方，续进7剂。

三诊：2006年5月20日。小便无不适，月经5月15日净。由于煎服药量过多，胃脘不适，嘱适量少服。舌脉如上。

方药：守上方，加佛手10g，7剂。

四诊：2006年5月27日。小便正常，胃脘已舒，背部游走性疼痛。舌脉如上。

方药: 守上方，加桑寄生15g，五加皮10g，14剂。

五诊: 2006年6月10日。无不适，舌脉如上。

方药: 守5月8日方，续进14剂。

六诊: 2006年7月22日。随访至今，小便不适症状未再出现。

【按语】淋证通常从湿热论治，亦有日久阴虚湿热者，尤须关注。

劳淋6年案

张某，女，44岁。初诊：2011年8月2日。

小便频数6年，劳累加重，尿常规检查一直正常，平素时常腰痛。月经周期23天，经期3天。末次月经2011年7月30日来潮，今未净，经量可，经色鲜红，质稀，无血块。纳寐及二便均可。生育史：2-1-1-2。舌淡红，苔薄白，脉细。

中医诊断: 劳淋（肾气虚弱）。

西医诊断: 神经性尿频。

治法: 补益肾气。

方药： 八味肾气丸加味。

附片5g，桂枝5g，熟地黄片15g，怀山药15g，山茱萸12g，茯苓10g，泽泻10g，牡丹皮10g，猪肾1个，胡芦巴10g，益智仁10g，金樱子30g，鸡内金10g，7剂。

二诊： 2011年8月17日。上述症状好转，舌脉如上。

方药： 守上方，7剂。

三诊： 2011年8月29日。尿频已除。

• 血淋1年案

王某，女，35岁。初诊：2011年4月12日。

患者大便时反复小便出血1年，遍经诊断治疗无效。B超检查排除胡桃夹综合征。小便常规检查示隐血（+++），红细胞690/μL、镜下1097/HP。舌淡红，苔薄白，脉细。

中医诊断： 血淋（热伤脬络）。

西医诊断： 血尿待查。

治法： 清热凉血止血。

方药： 白茅根50g，大小蓟各30g，旱莲草50g，石韦20g，琥珀5g(吞)，车前草12g，藕节30g，龟甲胶20g(烊冲)，4剂。

二诊：2011年4月16日。小便常规检查示隐血(+++)，红细胞97154/μL、镜下17488/HP，白细胞245/μL、镜下44/HP。舌脉如上。

方药：守上方，加生地黄15g，玉米须30g，5剂。

三诊：2011年4月23日。小便常规检查示隐血(+++)，红细胞1076/μL、镜下215/HP，白细胞62/μL、镜下11/HP。舌脉如上。

方药：守上方，7剂。

四诊：2011年4月30日。小便常规检查示隐血阴性，红细胞0/μL、镜下0/HP，白细胞1/μL、镜下0/HP。

五诊：2011年5月21日。随访，大便后小便出血未再出现。

【按语】处方特点：药味不多，用量偏重，守方少变。

乳糜尿3年案

林某，女，43岁。初诊：1989年2月27日。

患者小便不适，困难，尿色浑浊，排出胶块状物3年，屡治不愈。消瘦疲羸，面色黧黑，腰痛胫酸，头晕纳欠。尿液检查：

乳糜定性阳性，蛋白（+++），红细胞（+++）。追问病史，患者没有典型的象皮肿以及反复发作的淋巴结、淋巴管炎病史。舌淡红，苔薄白，脉细。

中医诊断：膏淋（肾虚，湿热下注）。

西医诊断：乳糜尿、淋巴尿。

治法：益肾清热，渗湿固涩。

方药：稽豆衣20g，旱莲草30g，金樱子20g，芡实30g，生黄芪15g，玉米须20g，大蓟15g，小蓟15g，白茅根30g，车前子10g（包），六味地黄丸15g（吞服），5剂。

二诊：1989年3月7日。小便胶块状物减少，胃纳转佳，带下不多。尿液检查示乳糜定性阳性，蛋白（++），红细胞（++），白细胞少许。舌淡红，苔薄白，脉细。

方药：守上方，去稽豆衣、大小蓟；加草薢10g，椿根皮12g，女贞子10g，5剂。

此后或用知柏地黄丸取代六味地黄丸，余药或作一二味调整，继续用药15剂。尿液检查示乳糜定性阴性，蛋白极微，红细胞少许。

九诊：1989年5月30日。适值采茶时节，劳累之后症状复发，小便凝块难解，纳欠倦怠。尿液检查示乳糜定性阳性，蛋白（+++），红细胞少许。舌淡红，苔薄白，脉细。

方药：生地黄20g，山药20g，山萸萸10g，旱莲草30g，女贞子10g，玉米须20g，生黄芪20g，鸡内金6g，芡实30g，车前子10g（包），泽泻15g，穭豆衣30g，白茅根30g，4剂。

十诊：1989年6月9日。精神改善。尿液检查示乳糜定性阳性，蛋白（++），红细胞（+）。舌淡红，苔薄白，脉软。

方药：生黄芪15g，芡实20g，金樱子20g，薏苡仁20g，桑螵蛸10g，黄精10g，玉竹10g，草薢10g，玉米须20g，土茯苓12g，六味地黄丸15g（吞服），5剂。

十一诊：1989年6月20日。排尿困难症状完全消失，小便通畅清长。尿液检查示乳糜定性阴性，蛋白、红细胞消失。舌淡红，苔薄白，脉细。

此后间断服用上方17剂，反复尿液化验均正常，健康情况逐渐好转，总共服药68剂。

白浊5个月案

杜某，女，30岁，安徽省黄山市人。初诊：2016年10月7日。

患者夜尿频伴小便混浊5个多月，无尿痛、尿急、无血尿。平素精神疲软，腰酸乏力，寐差，纳可，便秘、2~3天1次。今日尿常规检查: pH8.5，尿蛋白(+)，尿胆原(+)。生育史: 1-0-1-1。舌淡红，苔薄白，脉细。

中医诊断: 白浊（肾阳亏虚）。

西医诊断: 蛋白尿原因待查。

治法: 温肾益气，固涩缩尿。

方药: 肾气丸加味。

桂枝6g，附子3g，怀山药15g，牡丹皮9g，茯苓10g，熟地黄15g，山茱萸10g，泽泻10g，桑螵蛸12g，蝉蜕10g，金樱子30g，7剂。

二诊: 2016年10月14日。药后夜尿频、小便混浊均除。今尿常规复查，蛋白已转阴。

三诊: 2016年10月28日。小便无殊，尿常规再次复查示尿蛋白阴性。

【按语】肾主封藏，除了收敛尿量、频次之外，还包括尿液中的精微物质。蝉蜕具有控制尿蛋白的功效。

小便癃闭2年案

范某，女，43岁。初诊：2013年5月15日。

患者2年前无明显诱因出现小便难解，有尿感却解不出，或仅解100mL左右；伴下肢浮肿，小腹胀。口服利尿剂呋塞米片后，小便能。近2年，月经周期30～60天，经期10天，经量较前减少1/2，色暗，夹血块，无痛经，经前乳胀。现停经46天，白带量多，质稀，水样，有异味。纳可，口干欲饮，寐安，大便通畅，小便难解，下肢凹陷性水肿。生育史：2-0-0-2，均顺产，已结扎。妇科检查：外阴无殊，阴道通畅，宫颈充血；宫体后位，增大，质地中等，活动，无压痛；左附件压痛，右附件无压痛。B超检查：宫体三径之和17cm，子宫多发性肌瘤，最大21mm×18mm×21mm。舌质稍淡，苔薄腻，脉沉细。

中医诊断： 癃闭（肾阳不足，气滞水停），癥瘕（气滞血瘀）。

治法： 温补肾阳，化气利水。

方药: 济生肾气丸合五苓散加味。

附子5g, 桂枝3g, 车前子10g(包), 川牛膝15g, 熟地黄12g, 山药15g, 山萸肉10g, 茯苓皮20g, 泽泻10g, 牡丹皮10g, 苏叶6g, 大腹皮15g, 槟榔10g, 7剂。

二诊: 2013年5月29日。月经2013年5月20日来潮, 7日净。已停服呋塞米片, 小便顺畅, 小腹胀除, 下肢水肿明显减轻。舌质稍淡, 苔薄腻, 脉沉细。

方药: 守上方加猪苓15g, 茯苓皮加至30g, 7剂。

中风后癃闭2年案

陈某, 女, 61岁。初诊: 2016年8月10日。

患者素有高血压病史, 10年来3次中风, 第一次中风没有留下后遗症; 第二次中风致半顺不遂, 左侧手足活动不便; 第三次中风发生在2年前, 出现排尿困难, 尿等待须5分钟以上, 尿频急, 尿后点滴不尽, 每夜小便3次, 无血尿, 无尿痛。2016年6月25日, 头颅核磁共振检查: 右侧额顶颞叶及两侧脑室多发性脑腔梗, 脑萎缩。超声检查: 膀胱内见残余尿246mL(正常值<30mL)。平时嗜睡, 常吐口水, 胃纳可, 大便可。生育史:

4-0-2-4。否认药物过敏史,否认肝炎、糖尿病等疾病史。舌淡红,苔薄白,脉细。

中医诊断: 癃闭(肾气亏虚)。

西医诊断: 脑内多发脑腔梗,尿潴留。

治法: 温肾化气,清热利水。

方药: 肾气丸合滋肾通关散加味。

熟地黄15g,山茱萸10g,山药15g,牡丹皮9g,茯苓10g,泽泻10g,桂枝3g,淡附片3g,车前子10g(包),怀牛膝9g,炒黄柏5g,知母10g,玉米须15g,乌药10g,7剂。

二诊: 2016年8月17日。夜尿1次,尿等待消失,尿后点滴不尽消失,日解尿6~7次。舌淡红,苔薄白,脉细。

方药: 熟地黄15g,山茱萸10g,怀山药15g,牡丹皮9g,茯苓10g,泽泻10g,桂枝3g,淡附片3g,车前子10g(包),怀牛膝9g,炒黄柏5g,知母10g,玉米须15g,乌药10g,半夏10g,陈皮10g,7剂。

三诊: 2016年8月24日。排尿已正常,吐口水明显减少。舌脉如上。

方药: 熟地黄15g,山茱萸10g,山药15g,牡丹皮9g,茯苓10g,泽泻10g,桂枝3g,淡附片3g,车前子10g(包),怀牛膝9g,

炒黄柏5g，知母10g，玉米须15g，乌药10g，半夏10g，陈皮10g，益智仁10g，7剂。

四诊： 2016年8月31日。排尿已正常，吐口水控制。舌脉如上。

方药： 守上方，加潼蒺藜12g，7剂。

四诊： 2016年9月7日。小便次数减少。舌脉如上。

方药： 守上方，续进7剂。

【按语】《素问·灵兰秘典论》称："膀胱者，州都之官，津液藏焉，气化则能出矣。"气化之权，全在于肾。

大便频多1年案

柳某，女，59岁。初诊：2014年2月10日。

因"发现子宫下垂2年余，加重1年"就诊。患者绝经10余年，2年前发现外阴异物，活动后加重，未予重视治疗。近1年上述症状加重；伴下腹坠痛感，大便次数增加，日解4~5次，排便后仍感便意不尽。腰酸明显，小便尚可，白带如水、无异味。胃纳可，睡眠欠安。既往体健。生育史：2-0-1-2，顺产2次。妇科检查：外阴无殊，阴道前壁膨出；阴道通畅，分泌物因用药后改变；宫颈轻度柱状上皮外移，接触性出血；宫体萎缩，质地中等，活动，无压痛；两侧附件无压痛。舌淡红，苔薄腻，脉细。

中医诊断：腹坠，大便频（中气下陷）。

西医诊断：阴道前壁脱垂，肠功能紊乱。

治法：益气健脾，升阳举陷。

方药：补中益气汤加味。

黄芪15g，党参15g，柴胡10g，升麻9g，炒白术10g，当归9g，陈皮6g，生姜6片，大枣8枚，枳壳50g，贯众15g，7剂。

二诊：2014年2月17日。大便日解1次，便意减少，带下已除。舌脉如上。

方药：守上方，枳壳加至80g，7剂。

三诊：2014年2月24日。大便日解1次。

方药：守上方，党参加至30g，生黄芪加至45g，枳壳加至100g，14剂。

【按语】《素问·至真要大论》称"下者举之"，举之者，补中益气之属也。

非乳糜泻小麦敏感腹痛腹泻40年案

陈某，女，68岁。初诊：2020年11月2日。

患者40多年前分娩后，发现不能进面食，如吃馒头或面条，很快便引起腹痛、腹泻。43岁因子宫肌瘤行子宫次切术，出现慢性腹泻，近2年加剧，晨起第一次大便正常，之后再大便1~2次，均为稀便，伴腹痛、腹胀，便意难忍，泻后痛减，尤其在冷食或面食之后。自服神曲、万应茶饼、午时茶后可以缓解。但在无明显诱因下，不久腹痛、腹泻再次发生。平时怕冷，纳可，无泛酸，无胃脘胀痛，寐浅。因为不能吃面食或冷食，又经常腹泻，每次外出旅游，必自带晒干的米饭用开水冲泡着吃。经过多处治疗无效，放弃再治疗。10多年前颈动脉瘤手术史，放置支架，服用阿司匹林片8年，现用三七、丹参、西洋参研粉，自套胶囊口服。因近期马上要外出旅游，思想负担甚大，前来就诊。舌淡红、质嫩，苔薄白，脉微细。

中医诊断： 腹泻（脾胃虚寒）。

西医诊断： 非乳糜泻小麦敏感。

治法: 温补脾胃，调气固涩。

方药: 附子理中汤加味。

淡附片9g, 炮姜9g, 党参12g, 炒白术10g, 炙甘草6g, 诃子10g, 石榴皮10g, 赤石脂15g, 木香10g, 4剂。

保和丸, 一次9g, 一日2次, 口服。

二诊: 2020年11月20日。药后大便明显改善，本次外出旅游无须顾忌饮食，亦无发生腹痛腹泻现象，平时吃些面食也不再腹痛、腹泻。现大便日解1~2次，成形。外感1周，流涕色白或黄。舌脉如上。

方药: 守上方，淡附片加至12g, 炮姜加至12g, 加防风10g, 7剂。

2021年1月1日电话随访，饮食、大便一直正常。

遗矢2个月案

章某, 女, 20岁。初诊: 2018年11月6日。

大便成形, 3~4天一解, 急而难忍, 不速登圊, 即便遗矢, 近2个月已遗矢5次。矢气频多1年。其父亦有如此遗矢现象。舌淡红, 苔薄白, 脉细。

中医诊断: 遗矢(腑气不调)。

方药: 脾约麻仁丸12g(分吞),诃子30g,芡实30g,金樱子20g,木香10g,槟榔10g,厚朴10g,7剂。

二诊: 2018年11月13日。大便1～2天1次,难忍、遗矢现象未发生,矢气不多。舌脉如上。

方药: 守上方,7剂。

三诊: 2018年11月20日。大便每日1次,稍软,难忍、遗矢现象未再发生。舌脉如上。

方药: 守上方,加炒白术10g,7剂。

四诊: 2018年11月27日。无遗矢现象,矢气不多,大便稍软,每天一行。经期将近。舌脉如上。

方药: 守上方,去白术,加苍术10g,香附10g,7剂。

五诊: 2018年12月18日。随诊大便正常。

【按语】排便反射通常由于肠道形成的蠕动冲引起。患者遗矢是由于宿便过久,蠕动冲过于强烈引起。脾约麻仁丸促使每天排便,减少肠道的蠕动冲,成为治疗遗矢的重要手段,属于"通因通用"。余药系调气固涩之剂,管控大便失禁。

严重便秘1年案

陈某，女，25岁，未婚。初诊：2014年7月7日。

患者大便不解、秘结1年。平时经前1周至行经期间可以解3～4次大便，其余时间均不大便，大便粗且硬，努责常致阴道反复出血并加重6个月。便秘期间无腹胀，无矢气。进食后胃胀，无食欲，一餐仅吃半碗饭。曾服用西药通便，疗效不佳。人体消瘦，身高163cm，体重仅42kg。末次月经6月27日来潮。舌淡红，苔薄白，脉细。

中医诊断： 便秘（热结气滞）。

治法： 轻下热结，润肠行气。

方药： 小承气汤加味。

枳壳10g，厚朴10g，制大黄6g，郁李仁10g，炒莱菔子10g，麦芽60g，生白术30g，生怀山药30g，小麦50g，羌活10g，威灵仙10g，7剂。

二诊： 2014年7月16日。服药期间每日大便2次，便稀；伴轻微腹痛，胃脘饱胀消除。食欲明显增加，每顿进食一碗。肛门开始时有排气。现停药2天后，大便未解2天。舌淡红，苔薄白，脉细。

方药： 枳壳15g，厚朴15g，制大黄6g，大腹皮15g，炒莱菔子10g，麦芽60g，小麦50g，羌活10g，威灵仙10g，7剂。

三诊： 2014年7月23日。月经7月23日来潮，无痛经。每日排便1次，大便成形，纳可，矢气。舌淡红，苔薄白，脉细。

方药： 守上方，去小麦；加当归15g，川芎15g，益母草30g，5剂。

四诊： 2014年7月28日。经水将净，每日排便1次，便软2天，矢气。舌淡红，苔薄白，脉细。

治法： 调气助运。

槟榔10g，厚朴10g，炒麦芽60g，神曲10g，苍术10g，陈皮10g，薤白10g，山楂10g，炙甘草6g，7剂。

五诊： 2014年8月6日。大便正常，食纳正常。舌脉如上。

方药： 守上方，加薏苡仁30g，7剂。

【按语】患者经期排便，是由于子宫释放前列腺素刺激肠管的原因。失去刺激，就不会排便，因为肠蠕动缺乏动力。本案的治疗就在于恢复肠道蠕动的正常动力。

脾约8天案

黎某，女，21岁。初诊：2005年10月14日。

因"未避孕未孕7个月"就诊。经过妇科检查，发现子宫偏小、宫颈重度柱状上皮外移、右侧附件炎。末次月经9月20日来潮。10月7日B超监测：左右两侧有3个成熟卵泡同时排出，基础体温维持在37℃。自从本月排卵之后即出现小便次数明显增多，为原先正常次数的一倍，无疼痛灼热感觉，尿常规检查正常，但大便秘结难解。舌淡红，苔薄白，脉细。

中医诊断： 脾约（肠胃燥热，津液不足）。

治法： 运肠泄热，行气通便。

方药： 麻子仁丸，每次6g，每日2次，吞服。

二诊： 2005年10月25日。服用麻子仁丸之后，大便已顺，小便次数立即恢复至往日正常次数。

腹中雷鸣1年案

黄某，女，39岁，河南周口市鹿邑县人。初诊：2018年11月

9日。

因"肠鸣音亢进1年"就诊。大便日解2~3次、成形，便前腹中如响，饭后加剧，终日未歇。无腹胀，无腹痛，无嗳气，矢气不多，无泛酸，胃纳可。或觉倦怠，头晕，面色偏黄。舌淡红，苔薄白，脉细。

中医诊断: 肠鸣（脾虚气不摄）。

西医诊断: 肠鸣音亢进。

治法: 健脾调气。

方药: 诃黎勒散合六君子汤加味。

诃子30g，党参15g，炒白术10g，茯苓10g，木香10g，陈皮10g，炙甘草9g，石榴皮10g，炒薏苡仁30g，陈蚕豆10粒，仙鹤草30g，7剂。

二诊: 2018年11月16日。肠鸣消失，水泻5天，无腹痛。经过咨询，饮食与平时并无异常，也无腹部受寒史。舌淡红，苔薄白，脉缓。

方药: 胃苓汤加味。

桂枝6g，茯苓10g，炒白术10g，猪苓10g，泽泻10g，苍术10g，厚朴10g，陈皮10g，炙甘草6g，藿香10g，佩兰10g，4剂。

三诊：2018年11月20日。腹泻已止，大便稍秘，肠鸣消失，稍倦，纳可。舌淡红，苔薄白，脉细。

方药：苍术10g，厚朴10g，陈皮10g，炙甘草6g，柴胡9g，炒白芍10g，枳壳9g，党参15g，生白术20g，7剂。

四诊：2018年11月27日。肠鸣、腹泻均愈。舌脉如上。

方药：守上方，7剂。

五诊：2018年12月4日。上症未复发。舌脉如上。

【按语】患者腹中雷鸣又无气滞之象，加之倦怠、头晕、面黄、脉细，绝非实证，而属虚象，乃脾虚无制之故。诃黎勒散是《金匮要略》治疗气矢俱下的"气利"方剂，气利即《素问·玉机真脏论》中的"气泄"。陈蚕豆具有健脾实肠的功效，六君子汤健脾调气。

气利半年案

李某，女，34岁。初诊：2014年7月15日。

大便如泡沫状伴矢气半年，腹痛，恶心。肠镜病理报告"回盲瓣黏膜慢性炎"。现下腹隐痛2天，白带量中等，呈白色糊状，有异味。腰酸明显。舌淡红，苔薄白，脉细。

中医诊断: 气利(气湿阻滞)。

西医诊断: 回盲瓣黏膜慢性炎。

治法: 燥湿运脾,行气止利。

方药: 诃黎勒散合平胃散加味。

诃子20g, 苍术15g, 厚朴20g, 陈皮9g, 炙甘草5g, 生姜3片, 大枣6枚, 木香10g, 槟榔10g, 神曲10g, 赤石脂20g, 7剂。

二诊: 2014年7月22日。今晨6时腹痛,解大便1次,先成形,后不成形,伴泡沫状液;腹胀,腰酸,口臭微苦。舌淡红,苔薄白,脉细。

方药: 守上方,诃子减至15g, 加石榴皮10g。

三诊: 2014年8月21日。药后大便一直正常,成形,羊矢状。

【按语】何谓气利? 即气下魄门,下利滑脱,形成大便随矢气排出。世人均以为诃子为固涩之品,不晓亦为行气佳药。

慢性阑尾炎(阑尾积粪)案

麻某, 女, 35岁。初诊: 2019年11月29日。

患者4天前突发右中下腹部胀痛，矢气多，排气难，曾在当地医院注射硫酸异帕米星针，矢气后腹痛减轻，腹部压痛，大便软，日解1~2次。辅助检查：C反应蛋白16ng/L，白细胞5.93×10^9/L，红细胞4.5×10^{12}/L。B超检查：右下中腹腊肠样回声28mm×10mm。诊断：阑尾炎？妇科检查：外阴无殊，阴道通畅，分泌物量中等；轻度宫颈柱状上皮细胞外移；宫体前位，质地中等，正常大小，无压痛；两侧附件无压痛。三合诊：二宫骶韧带触痛。腹诊：右下腹麦氏点轻压痛，无反跳痛，腹软。舌淡红，苔薄白，脉细。

中医诊断：肠痈（湿热气血阻滞）。

西医诊断：慢性阑尾炎（阑尾积粪）。

治法：清热理气活血。

方药：大腹皮20g，枳壳12g，木香10g，槟榔10g，大血藤30g，制大黄10g，乌药10g，青皮10g，制乳香5g，制没药5g，皂角刺10g，六神曲10g，蒲公英30g，3剂。

二诊：2019年11月1日。右中下腹部胀痛消失，无压痛。舌淡红，苔薄白，脉细。

治法：清热导滞，理气活血。

方药: 小承气汤加味。

制大黄10g, 厚朴10g, 枳壳12g, 大腹皮20g, 木香10g, 槟榔10g, 大血藤30g, 乌药10g, 青皮10g, 制乳香5g, 制没药5g, 皂角刺10g, 六神曲10g, 蒲公英30g, 7剂。

三诊: 2019年11月8日。右中下腹胀痛未发作。B超检查示右腹部见阑尾样回声, 炎症可能, 53mm×11mm×12mm呈腊肠样; 其壁厚约3.2mm, 其管腔内径最宽约2.8mm。舌脉如上。

治法: 泻下清热, 行气活血。

方药: 大承气汤合大黄牡丹汤加味。

制大黄10g, 厚朴20g, 枳壳30g, 玄明粉9g(冲), 牡丹皮10g, 桃仁10g, 冬瓜仁30g, 大腹皮15g, 大血藤30g, 蒲公英30g, 制乳香6g, 制没药6g, 5剂。

四诊: 2019年11月14日。服药期间腹泻, 日解3~4次大便。右中下腹胀痛未发作。B超检查示右腹麦氏点腹腔内见一36mm×6mm×7mm腊肠样回声, 壁厚约2.3mm, 其管腔内径最宽约2.8mm。舌脉如上。

方药: 守上方续进。

制大黄10g, 厚朴20g, 枳壳30g, 玄明粉9g(冲), 桃仁10g, 牡丹皮10g, 冬瓜仁30g, 大腹皮15g, 大血藤30g, 蒲公英30g,

制乳香6g，制没药6g，7剂。

五诊： 2019年11月21日。末次月经11月15日来潮，今已净，大便日解4~5次，或软或如水样。舌脉如上。

方药： 小承气汤合大黄牡丹汤加减。

制大黄9g，厚朴20g，枳壳30g，桃仁10g，牡丹皮10g，冬瓜仁30g，大腹皮15g，蒲公英30g，败酱草15g，大血藤20g，制乳香5g，制没药5g，7剂。

六诊： 2019年12月18日。末次月经12月10~15日，右下腹稍胀，大便软。B超检查示右腹部见阑尾样回声长50mm×1.8mm×4.1mm。舌淡红，苔薄白，脉细。

方药： 小承气汤加减。

制大黄9g，厚朴20g，枳壳30g，桃仁15g，冬瓜仁30g，大腹皮30g，大血藤30g，制乳香10g，制没药10g，延胡索10g，川楝子10g，蒲公英20g，7剂。

七诊： 2019年12月25日。右下腹胀减，大便不畅。舌脉如上。

方药： 大承气汤合大黄牡丹汤加减。

制大黄9g，厚朴20g，枳壳30g，玄明粉10g（冲），桃仁15g，冬瓜仁30g，大腹皮30g大血藤30g，制乳香10g，制没药10g，延胡索10g, 川楝子10g, 蒲公英20g, 败酱草20g, 木香10g, 7剂。

八诊: 2020年1月2日。右下腹胀消失, B超检查未见异常。舌脉如上。

方药: 守上方, 7剂。

2020年7月20日续诊, 慢性阑尾炎未再复发。

【按语】慢性阑尾炎(阑尾积粪), 治疗上如同便秘, 以通为用, 承气类合大黄牡丹汤有效。

带脉寒冷案

江某, 女, 39岁。初诊: 2016年9月28日。

因"体虚7年"就诊。患者月经规则, 周期23~27天, 经期3~5天, 月经量中, 有血块, 无痛经; 行经时感腹冷, 乳胀, 腰酸。末次月经2016年9月14日来潮。平素易感风寒, 恶风怕冷, 极少出汗, 带脉绕腰发凉, 偶有心慌, 记忆力差, 倦怠乏力, 寐难, 胃纳一般, 大便易溏, 口苦。生育史: 1-0-0-1(顺产)。舌淡嫩, 苔薄白, 脉细。

中医诊断：虚劳（阳气虚证）。

治法：补益气血，温经通阳。

方药：黄芪桂枝五物汤加味。

黄芪15g，桂枝6g，炒白芍6g，生姜5片，红枣5枚，当归9g，党参15g，7剂。

二诊：2016年10月6日。倦怠稍好，身上微汗，恶风怕冷消失，大便成形，腰酸除，寐佳。舌脉如上。

方药：守上方，7剂。

三诊：2016年10月13日。月经10月8日来潮。带脉部位发凉减轻。舌脉如上。

方药：黄芪桂枝五物汤合肾着汤。

黄芪15g，桂枝6g，炒白芍6g，生姜5片，红枣5枚，炙甘草6g，茯苓10g，干姜6g，炒白术10g，7剂。

四诊：2016年10月20日。带脉部位发凉略有好转。

方药：守上方，加鹿角片10g，淫羊藿12g，14剂。

五诊：2016年11月3日。前两天降温，开始出现夜间两足冰冷，怕冷（怕坐冷板凳，怕手洗冷水）。舌脉如上。

方药：守上方，加淡附片10g，14剂。

六诊：2016年11月22日。末次月经11月5～10日。带脉凉消，腰酸除,体力恢复。

方药: 守上方,14剂。

【按语】唐立三认为,阳维病"后人以桂枝汤为治,可谓中肯"。其实,带脉虚寒照例可以使用桂枝汤。

肾着病5年案

陈某,女,43岁。初诊:2004年11月23日。

患者腰部冷重5年。多发性子宫肌瘤(最大肌瘤50mm×56mm×46mm)、子宫内膜息肉(7mm×11mm×22mm)、子宫内膜异位症。舌淡红,苔薄白,脉细。

中医诊断: 肾着(脾经寒湿),癥瘕(瘀血内结)。

治法: 温脾利湿,活血化瘀。

方药: 甘姜苓术汤合桂枝茯苓丸加味。

甘草6g,干姜5g,茯苓10g,白术12g,桂枝6g,牡丹皮10g,桃仁10g,白芍10g,三棱10g,莪术10g,血竭4g,7剂。

二诊: 2004年12月2日。药后腰部冷已好转,但仍有重坠感，右足活动不利。舌脉如上。

治法：温中利湿，活血散结。

方药：甘姜苓术汤加味。

甘草6g，干姜5g，茯苓10g，白术10g，三棱12g，莪术12g，皂角刺15g，石见穿15g，白花蛇舌草15g，半枝莲15g，制乳香4g，制没药4g，牡蛎20g，海藻20g，荔枝核10g，橘核10g，7剂。

三诊：2004年12月10日。服药后腰部冷重明显好转，昨负重后症状复发。舌脉如上。

方药：守11月23日方，加益智仁10g，7剂。

药毕，腰部冷重已除，再用上方加减治疗子宫肌瘤。

身冷息热1年案

林某，女，41岁。初诊：2008年3月7日。

因"经量减少3个周期"就诊。患者身冷、毛骨悚然已经1年，鼻息又热，小腹下坠。右侧输卵管已经切除，妇科检查提示子宫内膜炎。舌淡红，苔薄白，脉细。

中医诊断：身冷（表卫不固）。

治法: 调和营卫, 佐以清热。

方药: 阳旦汤。

桂枝6g, 炒白芍6g, 炙甘草6g, 生姜5片, 大枣6枚, 炒黄芩10g, 5剂。

二诊: 2008年5月27日。身冷、毛骨悚然已经消失, 鼻息热亦除。舌脉如上。

治法: 调和营卫。

方药: 桂枝汤。

桂枝6g, 炒白芍6g, 炙甘草6g, 生姜5片, 大枣6枚, 5剂。

【按语】身冷者, 护外不足; 息热者, 内有郁热。故用阳旦汤治疗。

反复盗汗9年案

徐某, 女, 35岁。初诊: 2014年6月11日。

因 "未避孕未孕2年, 反复盗汗9年" 就诊。患者自2005年起反复盗汗至今, 全身汗出, 以前胸较著, 身上蒸热, 必须更衣, 以致夜不成寐。两目干涩, 头重且胀, 四肢麻木。平素月经规则，周期25天，经期4天，末次月经5月13日来潮。2013年11月，曾因两侧卵巢子宫内膜囊肿及宫腔粘连行宫腹腔镜手术。术后需服用黄体酮催经，经量中等，经色鲜红，偶有血块，无痛经，无乳胀，或有腰酸。带下偏黄，无异味及外阴瘙痒。纳可，大便每日1~2次、排便不畅。既往史：体健。生育史：1-0-1-1，1次顺产，1次无痛人流。妇科检查：外阴无殊，阴道通畅，分泌物量多，色黄，质地中等；宫颈中度柱状上皮外移；宫体后位，正常大小，质地中等，活动，压痛；左侧附件压痛。舌淡红，苔薄白，脉细。

中医诊断： 不孕（冲任失调），盗汗（阴虚）。

西医诊断： 继发不孕，慢性盆腔炎性疾病后遗症。

治法： 养阴益肾，收敛止汗。

方药： 当归六黄汤加味。

当归9g，生地黄15g，熟地黄15g，黄芪30g，黄芩6g，黄柏6g，黄连3g，金樱子20g，芡实30g，牡蛎30g，龙骨30g，糯稻根30g，7剂。

二诊： 2014年6月16日。盗汗已除，舌脉如上。

方药： 守上方，7剂。

【按语】盗汗而身体潮热者，必属阴虚，当归六黄汤首选。

半边身体盗汗10天案

李某，女，28岁。初诊：2008年4月14日。

因"继发不孕"就诊。患者盗汗10多天，侧卧时贴褥一半身体不出汗，而另一半身体出汗，影响睡眠。腰背酸痛，手心灼热，四肢麻木，头晕，纳欠，大便先硬后软，月经基本正常。生育史：1-0-3-1。舌淡红，苔薄白，脉细。

中医诊断： 盗汗（营卫不和，肌表不固）。

治法： 调和营卫，收敛止汗。

方药： 桂枝加龙骨牡蛎汤加味。

桂枝6g，炒白芍6g，炙甘草6g，生姜5片，大枣5枚，龙骨20g，牡蛎20g，五味子5g，浮小麦30g，薏苡仁20g，芡实30g，5剂。

二诊： 2008年4月21日。半身盗汗已除，胃脘不适。舌脉如上。

方药： 守上方，去五味子，加半夏10g，7剂。

【按语】《素问·生气通天论》称："汗出偏沮，使人偏枯。"半边身体出汗的人可以发生半身不遂，故应引起重视。其时天气尚凉，和被而睡，选用调和营卫、收敛止汗的桂枝加龙骨牡蛎汤治疗。

盗汗惊恐1年案

胡某，女，27岁。初诊：2020年11月11日。

患者近1年余反复出现夜间盗汗，随即醒后心慌惊恐。近2个月夜间盗汗次数较前频繁，约一周1次，可湿床单。平素夜寐迟，亦易惊醒，醒后感心慌、恐惧，常有梦魇，半醒状态觉得有物压身，却无力起身，惊醒后难以复睡。口臭，无口苦，晨起口水黄，质黏，胃纳可，二便无殊。舌淡红，苔薄白，脉软。

中医诊断：盗汗（卫阳不固），惊恐（心阳虚）。

治法：固卫敛汗，镇惊安神。

方药：桂枝甘草龙骨牡蛎汤加味。

桂枝9g，炙甘草12g，龙骨30g，牡蛎30g，茯苓10g，紫石英30g，小麦50g，金樱子30g，7剂。

二诊： 2020年11月19日。盗汗、梦魇、寐中莫名恐惧消失，咽不利。

方药： 守上方，加桔梗9g，7剂。

三诊： 2020年12月8日。盗汗、梦魇未再发生。

【按语】汗为心液，心阳不振，无以统摄，发为盗汗惊恐，心旌摇曳。用桂枝甘草龙骨牡蛎汤温心阳敛汗，茯苓、小麦、金樱子养心止汗，紫石英重镇安神。

· 但头汗出2年案

林某，女，86岁。初诊：2021年10月10日。

患者身矮体胖，气色红润，曾长期定居意大利28年。近2年每天头部及颈部汗下如雨，滴沥不止，睡醒时尤甚，片刻方止，一天需换三四件衣服，浑身怕冷。今夏足心、小腿时觉冰冷，需穿袜子，戴护膝，睡觉亦如此。腹部怕冷，夏天常戴护肚或艾灸才舒服。纳佳，大便时稀时结。寐差，服安眠药后方睡一二小时。早上醒来潮热，好像感冒一样，出了点汗就好。饮食习惯：白天饮温水约2000mL，夜间口渴难耐，一夜必须喝几次温水。日常用餐：早餐蒸西红柿、鸡蛋各1个，2个小花卷，蓝莓、酱菜各1小碟，几颗红枣，10多粒煮花生米，一点姜黄丸。有时加小片培根或火腿。一杯250mL牛奶，选加自制一种食物粉剂：①薏苡仁、茯苓、芡实粉；②南瓜籽粉；③燕麦、藜麦粉；④腰果、马来西亚坚果粉。早餐后1杯热咖啡，不加蔗糖，加甜菊糖。中餐50g白米饭，肉类和海鲜隔日1次，每天食用5种蔬菜。下午3时许，饮自制酸奶一杯约150mL和1份苹果、红萝卜、生芹菜浆或其他水果浓浆。每星期意大利餐1次（牛排1份，意粉、比萨、生菜沙拉、各种海鲜盘、甜品）。晚餐食量控制在70g，如小米粥、面条、馄饨或薏粉等。每日服用B族维生素、维生素C、维生素E、维生素K、维生素D$_3$、叶酸、卵磷脂、二甲双胍、西洋参。既往有家族糖尿病史，心率正常，血压、血脂、血糖基本稳定。甘油三酯偏高，每日服用立普妥半粒。去年检出右颈部动脉有斑块形成，心脏轻度T波改变。甲减，服优甲乐。吃饭胃口相当好，喜欢做美食。舌暗有斑、色滞、胖嫩有牙痕，苔薄腻。（因微信会诊，脉象缺）

中医诊断： 头汗（湿热上熏）。

治法： 清热除湿，调畅气机。

156

方药： 茵陈五苓散合三仁汤加减。

蔻仁5g(杵冲)，藿香5g，茵陈10g，滑石15g，菖蒲10g，通草5g，生薏苡仁30g，茯苓10g，炒栀子10g，桂枝3g，牡蛎30g，泽泻12g，4剂。

嘱患者控制饮水量，每天不超过1000mL，口渴时润口即可，同时适当节食。

二诊： 2021年10月14日。头汗减少，仅在干活时汗多。饮水量减少，夜间较口干。近三日大便正常。自觉思虑过度而寐欠。双足酸软，似踩棉花。舌淡红，苔薄白。

方药： 茵陈五苓散合三仁汤加减。

蔻仁5g(杵冲)，藿香5g，茵陈12g，滑石15g，菖蒲10g，通草5g，生薏苡仁30g，茯苓10g，炒栀子12g，炒黄芩5g，桂枝3g，牡蛎30g，泽泻12g，木瓜9g，4剂。

三诊： 2021年10月24日。头部大汗已止，大便正常，身冷亦除。寐欠安，头晕，脚无力。舌、苔如前。

方药： 黄连温胆汤加减。

黄连3g，半夏10g，枳壳6g，陈皮10g，茯苓10g，酸枣仁15g，远志10g，菖蒲9g，五味子5g，太子参12g，炙甘草6g，合欢花12g，夜交藤20g，桑寄生12g，龙骨15g，生姜3片，红枣3枚，

4剂。

药后睡觉好转，再自服4剂。

【按语】患者年迈少动，身体肥胖，生活优渥，长期营养过剩，有膏粱厚味之变，符合《黄帝内经》"饮食饱甚，汗出于胃"之说。头汗，温州民间俗称"蒸笼头"。既称蒸笼，必定下燃柴薪，中有沸水使然。用中医理论归纳，必为湿热蕴郁之躯，即《伤寒论》所谓："阳明病，发热汗出者，此为热越，不能发黄也；但头汗出，身无汗，剂颈而还，小便不利，渴引水浆者，此为瘀热在里，身必发黄，茵陈蒿汤主之。"但年迈肥人多脾弱气虚，故不用茵陈蒿汤，改用茵陈五苓散合三仁汤，以温阳健脾、化湿清热，同时配合节水节食。2年头汗顽疾，一诊知，二诊除，不可谓不神速。

上腹疼痛10天案

陈某，女，52岁。初诊：2017年9月20日。

患慢性胰腺炎20年。10天前，一次进食大量冰葡萄后出现上腹部隐痛，呈阵发性加剧；伴嗳气，恶心干呕，头晕乏力。大便日解5～10次，质软不成形，矢气频，已经多年。寐浅易醒多梦, 小便无殊。生育史: 2-0-0-2。身体检查: 上腹部压痛明显, 拒按。予查血淀粉酶84U/L, 血常规均在正常范围。舌淡红, 苔薄白, 脉细。

中医诊断: 腹痛(肝胃不和)。

西医诊断: 慢性胰腺炎。

治法: 清肝利气。

方药: 大柴胡汤加减。

柴胡15g, 炒黄芩10g, 枳实15g, 半夏10g, 炒白芍10g, 炙甘草6g, 大枣5枚, 生姜5片, 川楝子10g, 大腹皮15g, 檀香6g, 木香12g, 3剂。

二诊: 2017年9月23日。上腹部疼痛明显减轻, 上脘觉冷, 喜温喜按, 倦怠乏力。舌脉如上。

方药: 守上方, 加桂枝6g, 延胡索10g, 党参12g, 7剂。

三诊: 2017年10月10日。上腹部疼痛已除, 胃脘嘈杂, 矢气仍多, 大便溏频, 偶有干咳。舌淡红, 苔薄白, 脉细。

治法: 健脾调气。

方药: 党参12g, 炒薏苡仁50g, 炒扁豆20g, 炒白术10g, 茯苓10g, 诃子10g, 木香5g, 赤石脂15g, 7剂。

【按语】大柴胡汤对于急慢性胰腺炎的治疗具有很高的疗效。

不寐2个月、消食1周案

方某，女，46岁。初诊：2014年10月14日。

患者寐难易醒多梦近2月，睡眠仅2~3小时，曾间断服用安眠药，稍有好转。食欲暴增1周，如壑难填，为平时正常食量2~3倍，烦渴不解。平素口干，易怒头痛，泛酸纳可，便畅。舌淡红，苔薄腻，脉细。

中医诊断： 不寐（心阴虚），消食（胃火热）。

西医诊断： 神经衰弱。

治法： 滋阴清火。

方药： 百合地黄汤合酸枣仁汤加减。

百合50g，生地黄15g，酸枣仁20g，知母10g，麦冬12g，竹茹10g，炒栀子12g，竹叶10g，连翘10g，甘松10g，龙骨30g，合欢花15g，7剂。

二诊： 2014年10月21日。烦渴消失，食欲略减，睡眠稍佳，情绪改善，仍有泛酸。

方药：守上方，去连翘，加莲子心3g，7剂。

三诊：2014年10月28日。情绪稳定，每晚可睡5～6小时，食量已正常，便软。舌淡红，苔薄白，脉细。

方药：守10月14日方，去莲子心，生地黄减至10g，加薤白12g，7剂。

【按语】心阴虚，故寐难易醒多梦；胃火热，故消食易饥。治心阴者，百合地黄汤、酸枣仁汤；清胃火者，竹茹、栀子、竹叶、连翘。

多寐不寐案

郑某，男，30岁。初诊：2021年2月6日。

因"整日欲寐半个月"就诊。患者整日欲寐，倒头就睡，睡眠时间可达10小时，偶尔右下肢外侧抽搐、麻木约10分钟。纳便正常，余无殊。舌淡红，苔薄白，脉缓。

中医诊断：多寐（脾虚湿阻）。

治法： 健脾除湿，祛风通络。

方药： 生黄芪15g，党参12g，石菖蒲12g，藿香6g，羌活5g，白芷10g，葛根10g，佩兰6g，桑寄生15g，木瓜12g，防风6g，炙甘草5g，7剂。

二诊： 2021年2月20日。药后多寐已除，近日寐难。舌脉如上。

方药： 麦味地黄汤加减。

熟地黄15g，泽泻10g，茯苓10g，山萸肉10g，山药15g，牡丹皮9g，麦冬10g，五味子5g，菟丝子15g，枸杞12g，酸枣仁15g，柏子仁15g，7剂。

三诊： 2020年3月2日。药后入睡正常。

· 寐中惊叫1年案

周某，男，31岁。初诊：2020年6月22日。

因"不育2年，寐中惊叫1年"就诊。患者未避孕未育2年余，要求助育。性生活正常，否认阳痿，否认早泄。寐中惊叫1年，一夜2~3次，以致妻子惊恐，夜不成寐。久坐偶有背部酸痛。吸烟5年余，每天10余支，偶有饮酒，纳可，大便日解2~3次、不成形，小便无殊。既往史：否认腮腺炎病史。2019年10月

28日精液检查: 正常精子比例2.45%。舌淡红, 苔薄白, 脉细。

治法: 补肝益肾, 安神定惊。

方药: 五子衍宗丸加味。

覆盆子15g, 菟丝子15g, 五味子5g, 车前子10g(包), 黄精20g, 巴戟12g, 续断10g, 杜仲10g, 鹿角霜10g, 仙茅10g, 黄芪15g, 淫羊藿10g, 珍珠母30g(先入), 龙齿15g(先入), 7剂。

复方玄驹胶囊, 一次3粒, 一日3次, 口服。

二诊: 2020年6月29日。无夜寐惊叫。舌脉如上。

方药: 守上方, 7剂。

复方玄驹胶囊, 一次3粒, 一日3次, 口服。

三诊: 2020年7月6日。无夜寐惊叫。舌脉如上。

方药: 五子衍宗丸加味。

覆盆子15g, 菟丝子15g, 五味子5g, 车前子10g(包), 黄精20g, 巴戟12g, 续断10g, 杜仲10g, 鹿角霜10g, 仙茅10g, 黄芪15g, 淫羊藿10g, 龙齿30g, 牡蛎30g, 珍珠母30g, 7剂。

复方玄驹胶囊, 一次3粒, 一日3次, 口服。

四诊: 2020年7月13日。无夜寐惊叫。舌脉如上。

方药: 五子衍宗丸加味。

覆盆子15g，菟丝子15g，五味子5g，车前子10g（包），黄精20g，巴戟12g，续断10g，杜仲10g，鹿角霜10g，仙茅10g，黄芪15g，淫羊藿10g，龙骨30g，牡蛎30g，珍珠母20g，7剂。

复方玄驹胶囊，一次3粒，一日3次，口服。

五诊： 2020年7月20日。无夜寐惊叫。舌脉如上。

方药： 守上方，7剂。

复方玄驹胶囊，一次3粒，一日3次，口服。

六诊： 2020年7月27日。干咳，无夜寐惊叫。舌脉如上。

方药： 守上方，7剂。

【按语】本病没有相应的中医病名。《素问·阴阳应象大论》称："北方生寒……在体为骨，在脏为肾……在志为恐。"可见惊恐与肾气的盛衰相关，表现在该患者，则出现不育、精子质量不佳。故从补肾入手，不育、惊恐同治。

· 胃痒2个月案

王某，女，56岁。初诊：2021年7月29日。

因"胃痒2个月"就诊。患者胃痒2个月，无泛酸，偶有嗳气。咽干，喜食醋。舌淡红，苔薄白，脉细。

中医诊断：胃痒（胃阴亏耗，胃失和降）。

治法：养阴增津，理气和胃。

方药：乌梅20g，白糖1匙，青皮10g，枳壳10g，炙甘草9g，桔梗9g，5剂。

2021年8月3日电话随访，患者服上药3剂后，胃痒、胸闷均除。

《难经·四十八难》云："痒者为虚，痛者为实。"患者胃虚，因何而虚？凭患者喜酸，可知虚在胃阴。方中乌梅、白糖两味药组成了乌梅白糖汤，具有酸甘化阴的作用，故一投即中。

【按语】胃痒是一种只有患者可以体会而不能言传的症状。

索食不止1周案

郑某，女，36岁。初诊：2017年8月15日。

患者自诉1周来整天有索食欲望，嘴不停食，但每天饭量丝毫未减，嗳气频多，大便干时肛门出血，夜寐可。舌淡红，苔薄白，脉细。

中医诊断: 消食（胃热）。

治法: 清胃凉血。

方药: 清胃散加味。

黄连3g，当归3g，生地黄15g，升麻10g，牡丹皮9g，槐花15g，地榆15g，石膏10g，佛手10g，7剂。

二诊: 2017年8月24日。便血已除，思食症状稍控制。月经8月18~23日。舌脉如上。

方药: 清胃散加味。

黄连3g，当归3g，生地黄15g，升麻10g，牡丹皮9g，石膏15g，佛手10g，甘松10g，7剂。

三诊: 2017年8月31日。思食症状消失。

【按语】《灵枢·经脉》云："胃足阳明之脉……气盛则身以前皆热，其有余于胃，则消谷善饥。"故嗜食当从胃火论治。

慢性食管炎胸骨后疼痛1年案

冯某，女，48岁。初诊: 2019年1月24日。

患者被诊断为慢性食管炎病史1年，胸骨后疼痛，无泛酸，夜间睡觉时常因疼痛而醒，服用雷尼替丁，喝热开水之后可以逐渐缓解。大便干结如羊屎,每日一解。自觉排便通畅时,常会出现食管疼痛,缓痛为主;胃纳可,寐欠安,潮热出汗。舌淡红,苔薄白,脉细涩。

中医诊断: 胸痹(胸阳不振),便秘(肠腑寒秘)。

治法: 温中通便,开散胸阳。

方药: 大黄附子汤加味。

制大黄10g,淡附片10g,细辛3g,丹参12g,炒栀子6g,瓜蒌实20g,薤白10g,枳壳10g,5剂。

二诊: 2019年1月29日。大便条状,每日2次。胸骨后疼痛除,易饥,寐浅。舌脉如上。

方药: 守上方,制大黄改为5g,5剂。

三诊: 2019年2月3日。胸骨后疼痛未再发生,大便每日一解,成条状。舌脉如上。

方药: 守上方,7剂。

奔豚气1周案

伍某,女,36岁。初诊:2001年8月26日。

患者8月20日在无任何诱因的情况下突然感觉左下腹发

胀，并逐渐加剧，似有物向上顶撞至剑突部，整个腹部膨隆如妊娠八九月，神识不清。在当地医院用抗生素滴注之后1小时，所有症状全部消失。8月24日上述症状发作1次，8月25日发作3次，表现症状雷同。既往并无类似病史。纳便、睡眠均正常。舌质黯，苔薄白，脉细软。

中医诊断： 奔豚气（冲气上逆）。

西医诊断： 胃肠神经官能症。

治法： 行气降逆。

方药： 乌药6g，沉香4g，降香4g，槟榔10g，枳壳6g，赤小豆15g，大腹皮8g，茯苓10g，菖蒲8g，3剂。

四磨汤口服液，每次1支，每日2次，口服。

二诊： 2001年8月30日。服药至今，奔豚气症状未再发生，舌脉如上。

方药： 守上方，加郁金8g，5剂。

四磨汤口服液，每次1支，每日2次，口服。

三诊： 2001年9月9日。经过治疗，奔豚气未再发作，近来多梦，咽部有痰。舌脉如上。

治法： 行气化痰安神。

方药：温胆汤加味。

陈皮8g，半夏10g，茯苓12g，枳壳9g，竹茹10g，生甘草5g，远志9g，菖蒲6g，合欢花10g，郁金9g，佛手10g，沉香3g，10剂。

四磨汤口服液，每次1支，每日2次，口服。

【按语】《金匮要略》称："奔豚气上冲胸，腹痛，往来寒热，奔豚汤主之。"奔豚气者，以气为患，故弃和血、清热、降逆的奔豚汤不用，取效甚速。

贲门失弛缓综合征1个月案

张某，女，31岁。初诊：2018年10月16日。

因"餐后自觉从食道口到胃有堵塞感1个月"就诊。患者餐后自觉从食道口到胃有堵塞感1个月，不能躺卧，躺下后症状加重，坐着自觉喉咙有堵塞感，无呼吸困难，无恶心呕吐，无泛酸。曾服用达喜、莫沙比利、奥美拉唑等药物治疗，效果不佳。舌淡红，苔薄白，脉细。

中医诊断: 噎症 (胃气阻塞)。

西医诊断: 贲门失弛缓综合征。

治法: 和胃降逆。

方药: 旋覆代赭汤加味。

旋覆花10g, 代赭石60g, 党参12g, 半夏12g, 炙甘草6g, 生姜3片, 降香5g, 檀香5g, 木香10g, 7剂。

二诊: 2018年11月2日。症如上, 舌脉如上。

方药: 守上方, 去檀香, 加沉香3g (后入), 3剂。

三诊: 2018年11月5日。症状减轻。舌脉如上。

方药: 守上方, 3剂。

四诊: 2018年11月8日。症状改善明显。舌脉如上。

方药: 守上方, 4剂。

2018年11月26日续诊, 上述症状未复发。

【按语】噎因贲门难开, 致食物难下, 旋覆代赭汤重用代赭石以破门, 佐三香顺气。

胃脘饱胀3年案

詹某, 男, 35岁。初诊: 2021年7月23日。

因"脘部饱胀4年"前来就诊。患者4年前因十二指肠溃疡出血后出现脘部饱胀，现脘部饱胀仍存，形体十分消瘦（身高156cm，体重40kg，BMI体质指数16.4），肤色萎黄，恶心，嗳气少，日饮水8杯，纳可，大便正常，口微苦，口干。舌淡红，苔薄白，脉细微弦。

腹诊： 胃脘部按之稍抵抗，悸动。

中医诊断： 痞证（饮停中焦）。

治法： 温阳健脾，利湿化饮。

方药： 甘草泻心汤合苓桂术甘汤。

炒黄芩6g，黄连3g，党参15g，干姜5g，蜜甘草9g，茯苓10g，桂枝5g，炒白术10g，生姜3片，大枣3枚，7剂。

吩咐患者减少饮水量。

二诊： 2021年7月30日。服药后症状明显好转，脘胀、口苦除，轻微恶心嗳气，每日进水3～4杯，纳便正常。舌脉如上。

方药： 守上方，加大腹皮10g，7剂。

三诊： 2021年8月6日。现胃脘饱胀已除，每日进水1～2杯。舌淡红，苔薄白，脉细。

方药： 守上方，7剂。

脘胀嗳气反酸9年案

吴某，女，34岁。初诊：2019年6月8日。

因"上腹部胀痛伴嗳气、泛酸反复发作近9年就诊。患者2010年8月产褥期时，因天气炎热，经常在空调房间里就餐，随后逐渐出现上腹部胀痛，尤其在进食寒凉、不容易消化的食物时，疼痛常在饥饿时加重，以胀痛为主，伴嗳气、泛酸、口气重。平素常饮食不规律，形体偏瘦，夜寐可，二便调。发病以来，经常在当地医院服中西药治疗，病情时好时差，上腹部喜热敷。胃镜检查诊断：胆汁反流性胃炎。腹诊：腹柔软，剑突下触及拳头大小块状物，有抵触感，无压痛。舌淡红，苔薄白，脉细。

中医诊断：痞证（胃气阻滞）。

西医诊断：胆汁反流性胃炎。

治法：益健和胃，降逆抑酸。

方药：旋覆代赭汤加味。

旋覆花10g，代赭石20g，半夏12g，炙甘草6g，党参12g，生姜3片，红枣5枚，煅瓦楞子50g，甘松10g，苏梗15g，7剂。

二诊： 2019年6月15日。上腹部胀痛、嗳气、泛酸症状皆消失。舌脉同前。

方药： 守上方，加降香5g，7剂。

三诊： 2019年6月22日。一切正常，无胃痛，无嗳气泛酸。舌淡红，苔薄白，脉细。

方药： 旋覆代赭汤加降香5g，甘松10g，7剂。

2020年8月1日续诊，上述症状未再发生。

【按语】脾气宜强不宜弱，胃气宜降不宜逆，旋覆代赭汤之治，正备此而设。

大声嗳气不绝3年案

张某，女，16岁，未婚。初诊：2019年8月1日。

因"嗳气3年"就诊。患者3年前无明显诱因下出现嗳气不绝，声震四座，每日不歇，饥饱均作，一直未予治疗。现嗳气仍多且响，矢气亦多。胃纳可，夜寐佳，二便调畅。平素月经尚规则，周期30天，经期7天，量中，色红，无痛经，无血块。末次月经2019年6月10日来潮，至今已经2个月。B超检查：子宫内膜厚度11mm，宫体54mm×39mm×57mm。舌稍淡，苔薄白，脉细。

中医诊断： 嗳气（胃气上逆）。

治法： 健脾和胃降逆。

方药： 旋覆代赭汤加味。

旋覆花12g，代赭石15g，党参10g，半夏12g，炙甘草6g，生姜5片，大枣5枚，降香5g，砂仁5g（冲），5剂。

二诊： 2019年8月8日。嗳气减少。月经8月5日来潮，经量中等，色红，无痛经，无血块。舌脉如上。

方药： 旋覆代赭汤加味。

旋覆花20g，代赭石60g，党参12g，半夏15g，炙甘草6g，生姜5片，大枣5枚，降香10g（后入），沉香3g（冲），7剂。

三诊： 2019年8月13日。嗳气续减，舌脉同前。

方药： 守上方，沉香改为5g，加紫苏梗15g，7剂。

四诊： 2019年8月22日。偶有嗳气，舌脉同前。

方药： 守上方，代赭石加至100g，7剂。

五诊： 2019年8月29日。嗳气戛然而止，舌脉同前。

方药： 守上方，续进7剂。

【按语】治病不但要辨证准确，而且还要选方无误，斟酌药量。环环相扣，方入佳境。

进食即吐3天案

余某，女，30岁。初诊：2011年2月17日。

患者原发不孕两年，末次月经2011年1月24日。进食即吐，吐尽方止，已经3天。脘冷，嗳气不断，大便稍难。舌淡红，苔薄白，脉细。

中医诊断：呕吐（胃寒气逆）。

治法：温胃降逆。

方药：丁香3g，柿蒂10g，代赭石20g，高良姜6g，旋覆花12g，半夏10g，沉香5g，生姜4片，红枣5枚，4剂。

二诊：2011年2月21日。呕吐明显好转，次数减少，或呕吐一口即止，嗳气明显减少；末次月经2月18日，头晕3天，视物旋转。舌淡红，苔薄白，脉细。

方药：守上方，加防风10g，太子参15g，3剂。

三诊：2011年2月24日。呕吐消失，嗳气减少。恶心、头晕减轻。舌淡红，苔薄白，脉细。

方药： 吴茱萸5g，党参12g，生姜5片，大枣5枚，沉香5g（冲），半夏12g，陈皮12g，5剂。

四诊： 2011年3月1日。上症均除。

【按语】首方是丁香柿蒂汤与旋覆代赭汤合方的加减方。

● 多涎吐涎4个月案

林某，女，30岁。初诊：2012年11月29日。

患者自然流产1次，要求助孕。平素月经周期30天，经期5～6天，经量中等，经色红，无痛经。末次月经2012年9月11日来潮。孕2月时因胚胎停止发育于2012年11月13日行人流术。近4个月出现多涎常吐，或用脸盆盛接。口淡不欲饮，纳差，喜食辛辣，偶有腹泻，伴有乏力，小腹坠胀。妇科检查：外阴无殊，阴道通畅，见大量的黄色分泌物；宫颈轻度柱状上皮外移；宫体前位，正常大小，活动，质地中等，压痛；两侧附件压痛。B超提示宫腔少量积液5mm。生育史：1-0-1-1。舌淡红，苔薄腻，脉细。

中医诊断： 多涎（脾寒不摄）。

治法： 温脾胃，摄涎水。

方药： 益智仁15g，草果5g，砂仁5g（冲），半夏15g，茯苓10g，陈皮10g，苍术10g，佩兰10g，7剂。

二诊： 2012年12月6日。多涎控制。舌脉如上。

方药： 守上方，加藿香9g，7剂。

【按语】《素问·宣明五气》称："五脏化液：心为汗，肺为涕，肝为泪，脾为涎，肾为唾，是谓五液。"故多涎之症，与脾冷相关。

水逆证案

陈某，女，26岁。初诊：2012年10月18日。

入秋之后，燥气当令，患者常觉口干，喜饮温水，但因忙碌时常忘饮，待口渴甚，便引饮大杯；晨起或夜间醒后，仍口干欲饮，口苦；时感头晕，咽中痰多难咯，梦多，畏风；小便清长、晨起溲黄，大便时干时溏。今日下午突然感觉饮水后口干更甚，恶心欲呕，有水液停留咽喉与食道中的感觉。舌淡红，苔薄滑，脉细。

中医诊断: 水逆证。

西医诊断: 轻度水中毒。

治法: 温阳化气利水。

方药: 五苓散加味。

桂枝3g, 炒白术10g, 茯苓10g, 泽泻10g, 猪苓10g, 桔梗5g, 薏苡仁15g, 车前子10g(包), 3剂。

二诊: 2012年10月22日。19日中午回家后便煎药服用, 两剂后与朋友聚谈, 饮茶较多, 已经没有任何不适的感觉。

【按语】水逆证是一种慢性水中毒。日本医家常把五苓散作为一种脱水剂来使用。

口咸2天案

李某, 女, 33岁。初诊: 2016年2月27日。

患者浆细胞乳腺炎经治愈后, 倦怠4天, 无端自觉口中甚咸2天, 每需饮水一大杯, 口咸方可缓解, 便软。舌稍淡, 苔薄腻, 脉细弦尺弱。

中医诊断: 口咸(肾虚)。

西医诊断: 味觉异常。

治法: 补肾健脾。

五味子5g, 补骨脂10g, 益智仁10g, 胡桃肉15g, 芡实15g, 炒扁豆20g, 莲子20g, 炒薏苡仁20g, 炒白术10g, 7剂。

二诊: 2016年3月5日。口咸除, 倦怠仍有, 右乳痛。舌稍淡, 苔薄腻, 脉细弦尺弱。

方药: 守上方, 加预知子10g, 太子参20g, 7剂。

【按语】《素问·阴阳应象大论》称:"北方生寒……其在天为寒, 在地为水, 在体为骨, 在脏为肾, 在色为黑……在变动为栗, 在窍为耳, 在味为咸。""变动"即病变, 说明口中的咸味与肾病有关, 是肾虚水泛的表现。患者口咸, 舌淡, 脉细尺弱, 故用补肾之法治疗。

唇炎干裂10年案

杨某, 女, 31岁。初诊: 2014年11月13日。

患者身体瘦长, 下唇长年脱皮, 唇色鲜红如欲滴血, 唇干

10年, 纳欠, 食不盈碗。舌淡红, 苔薄白, 脉细。

中医诊断: 唇风 (胃阴不足, 胃火炽盛)。

诊断: 唇炎。

治法: 滋阴清火。

方药: 知母10g, 炒黄柏6g, 生地黄12g, 石斛10g, 北沙参10g, 天冬12g, 玄参10g, 石膏15g, 人中黄10g, 枇杷叶10g, 天花粉15g, 芦根15g, 7剂。

二诊: 2014年11月20日。下唇脱皮停止, 唇色变淡, 唇干好转, 食欲大增, 可进3碗米饭。舌脉如上。

方药: 守上方, 去黄柏, 石膏减至10g, 7剂。

牙龈痒5天案

汪某, 女, 39岁。初诊: 2019年11月7日。

因 "整片下牙龈发痒5天" 就诊。患者5天前无明显诱因下出现整片下牙龈发痒, 余无不适, 夜尿2次。我问患者, 用牙刷直接刷牙龈不就解决了吗? 患者说, 试过, 没有用。舌淡红, 苔薄白, 脉细。

中医诊断: 牙龈痒(肾阴虚,胃火热)。

治法: 滋肾阴,清胃火。

方药: 知柏地黄汤加味。

知母10g,炒黄柏5g,熟地黄15g,萸肉10g,山药15g,牡丹皮9g,茯苓10g,泽泻10g,珠子参12g,升麻10g,枇杷叶10g,龟甲30g,7剂。

二诊: 2019年11月14日。进药3剂,牙龈发痒消失,夜尿减少为1次。

【按语】《素问·至真要大论》称:"诸痛痒疮,皆属于心。"所谓心者,即火的代名词。齿与龈难分,齿属肾,龈属胃,故牙龈痒,归属于肾病与胃病。根据夜尿多症状,定位于肾阴不足,虚火上炎,以及胃火过盛,故用知柏地黄汤加清胃之品。龟甲可以滋阴,收敛夜尿。

龈肿口不能张4天案

刘某,女,31岁。初诊:2019年6月25日。

患者4天前大食烧烤及油炸食品后，出现左侧下牙龈肿痛，开始不剧，疼痛可忍，仍能正常进食。自服黄连上清丸后，疼痛略减。其间进食酸辣粉后牙痛加剧，呈持续性锐痛，口服布洛芬胶囊疼痛不减，局部牙龈肿胀明显，左侧下颌俱肿，面形已坏，张口仅能露出舌尖，无法咀嚼，唯进少量流质食物。口渴欲饮，大便偏结，小便短赤。舌尖红，苔黄，脉细数。

中医诊断: 龈肿（胃火炽盛）。

西医诊断: 急性牙冠周炎。

治法: 泻火通便，导下清上。

方药: 凉膈散加味。

生大黄6g，生甘草6g，玄明粉5g（冲），连翘10g，黄芩10g，炒栀子10g，薄荷6g（后下），淡竹叶10g，升麻9g，白芷10g，玄参10g，细辛2g，2剂。

二诊: 2019年6月27日。药后日解10余次水样大便，病去大半，已无须服用止痛药，张口可露2/3舌头，能进软食。小便量少，色偏黄。舌质红，苔黄，脉细数。

方药: 守上方，加石膏15g，忍冬藤20g，3剂。

药尽，牙龈肿痛悉除，张口自如，饮食如初。

【按语】病起于"膏粱菽藿"（《灵枢·根结》），而致"高粱之变"（《灵枢·生气通天论》）。热积于胃，以凉膈散加味荡涤清泻胃火。

干燥综合征20年案

孙某，女，35岁，西班牙华侨。2006年6月27日初诊。

患者因经行口糜、口唇干燥脱皮20多年，曾于2004年11月16日返里就诊，当时作为顽固性口腔炎给予细辛研成细末，用水调湿外敷脐部，治疗无效；再予玉女煎加味治疗，口唇干燥好转出国；2004年12月27日再次就诊，投用甘草泻心汤加味（生甘草9g、黄芩10g、党参10g、干姜3g、黄连5g、大枣6枚、半夏6g、升麻12g、枇杷叶15g、石膏12g），连续服用35剂后出国；2005年7月27日返里就诊，除了经行口糜明显之外，口、鼻、咽喉均干燥，口唇脱皮，还出现阴道分泌物减少、干燥，性生活困难，连续服用甘草泻心汤加味28剂出国。此次返乡就诊，口唇干燥脱皮现象已经消失，口糜偶尔发生，口、鼻、咽喉干燥已不明显，阴道分泌物增多，能够过正常的性生活。现两内眦发

183

痒1年半。舌淡红，苔薄白，脉细。再给予甘草泻心汤加味继续治疗。

【按语】"狐惑之为病，状如伤寒，默默欲眠，目不得闭，卧起不安。蚀于喉为惑，蚀于阴为狐。不欲饮食，恶闻食臭，其面目乍赤、乍黑、乍白。蚀于上部则声喝（一作嗄），甘草泻心汤主之。"（《金匮要略·百合狐惑阴阳毒病脉证治》）现代医家或认为狐惑与白塞综合征相似，是一种全身性免疫系统疾病，而干燥综合征也属于全身性免疫系统疾病，且临床表现也有相似之处，故用甘草泻心汤加味治疗有效。

肺痿胸闷1年案

黄某，女，64岁。初诊：1985年12月24日。

患者自去年开始时发胸闷，服用抗生素后症状即消失，近半个月胸闷，呼吸困难，经温州某医院X线透视提示左侧胸廓塌陷，胸膜上见大片状钙化阴影，肺组织萎陷，纵隔气管明显向左侧移位，右上肺见少许陈旧性纤维化病灶。意见：右肺感染性病变；左侧肺硬变，胸膜钙化。心电图检查：左心室肥大伴心肌劳损。血常规: 白细胞8.8×10⁹/L, 中性71%, 淋巴28%, 酸性1%。听诊: 右肺可及细小湿性啰音, 左肺呼吸音减弱, 心尖区可闻及吹风样收缩期杂音。体温36℃, 气管左移。面部轻浮, 纳欠, 左侧胸部隐痛, 口干少津, 无咳嗽, 腹胀, 大便秘结, 恶心。舌淡红, 苔薄白, 脉细。

中医诊断: 肺痿(气阴虚, 痰饮阻)。

西医诊断: 右肺感染, 左肺萎缩, 胸膜钙化, 左心室肥大伴心肌劳损。

治法: 辛润补气。

方药: 生脉散合苓甘五味姜辛汤加味。

生晒参6g(调冲), 麦冬10g, 五味子3g, 茯苓10g, 桂枝3g, 干姜3g, 细辛1g, 半夏10g, 陈皮9g, 炙甘草5g, 3剂。

二诊: 1985年12月27日。药后呼吸已顺, 大便秘结, 口中有津, 恶心。舌脉如上。

方药: 守上方, 去干姜, 续进3剂。

【按语】患者心肺俱病, 以生脉散补益心肺之气。《金匮要略·痰饮咳嗽病脉证并治》有"冲气即低, 而反更咳、胸满者, 用

185

桂苓五味甘草汤去桂,加干姜、细辛,以治其咳满",故选用苓甘五味姜辛汤。

咽痛夜甚10天案

何某,女,29岁。初诊:2012年12月12日。

患者外感咳嗽4天,流涕,咽痛,鼻塞,头晕。舌淡红,苔薄白,脉细。

中医诊断: 外感(风热)。

治法: 辛凉解表,清肃肺热。

方药: 麻黄杏仁甘草石膏汤加味。

炙麻黄6g,杏仁10g,炙甘草6g,石膏12g,白芷10g,辛夷10g,薄荷5g(后入),白毛藤15g,桔梗6g,蝉蜕6g,7剂。

二诊: 2012年12月20日。咽痛夜甚10多天,如火烧灼,不能吞咽,咳嗽有痰,流清涕。舌淡红,苔薄白,脉细。

治法: 辛温开结,清热化痰。

方药: 麻黄附子细辛汤合桔梗汤加味。

炙麻黄5g,淡附片3g,细辛1g,桔梗6g,甘草5g,瓜蒌皮

10g, 浙贝10g, 射干5g, 薄荷5g（后入），4剂。

三诊： 2012年12月25日。咽痛等外感诸症均除。

【按语】咽痛服寒凉尤剧者，绝非纯热所致，亦有寒邪闭锁咽喉而成，当投热剂麻黄附子细辛汤以开散寒结。

傍晚气短心慌、夜冷案

沈某，女，39岁。初诊：2020年1月9日。

患者素有神经官能症，近期傍晚时分无明显诱因下出现气短、心慌、乏力症状，无胸闷，大口呼吸方可稍缓解，入睡后自行好转，夜间醒来全身乏力。每夜睡前口干喜饮，需饮水约1000mL，饮不解渴，夜尿1次，半夜身冷。纳寐可，大便日解1次、稍难拉，偶有潮热汗出。为了增强体质，一周运动3～4次，游泳3km或跑步5km。舌淡红，苔薄白，脉细尺沉。

中医诊断： 短气（脾虚），身冷（阳虚）。

西医诊断： 神经官能症。

治法： 补气温中。

方药: 茯苓四逆汤合升陷汤加减。

茯苓12g, 淡附片12g, 炙甘草9g, 党参12g, 干姜10g, 生黄芪15g, 花粉12g, 升麻10g, 柴胡6g, 4剂。

二诊: 2020年1月13日。上脘隐痛, 便溏。舌脉如上。

治法: 温补脾阳, 调和气血。

方药: 附子理中汤合丹参饮。

淡附片12g, 炒白术10g, 党参15g, 炙甘草5g, 干姜10g, 丹参12g, 砂仁5g(杵冲), 檀香5g(后入), 生姜20片, 5剂。

三诊: 2020年1月18日。傍晚气短、心慌、需深呼吸等现象均除, 半夜身冷。舌淡红, 苔薄白, 脉细沉。

方药: 淡附片15g, 炒白术10g, 党参15g, 炙甘草5g, 干姜12g, 丹参12g, 砂仁5g(杵冲), 檀香5g(后入), 生姜40片, 桂枝10g, 5剂。

四诊: 2020年1月22日。半夜身冷已除, 胃痛减, 矢气多。舌淡红, 苔薄白, 脉细。

方药: 淡附片25g, 炒白术10g, 党参15g, 炙甘草5g, 干姜15g, 丹参12g, 砂仁5g(杵冲), 檀香5g(后入), 生姜40片, 桂枝15g, 乌药10g, 7剂。

【按语】该证系脾肾阳虚，肾气上冲所致。桂附理中汤温补脾肾之阳，桂枝兼平冲降逆，配甘草除悸。

夜半咳嗽半年案

徐某，女，29岁。初诊：2012年6月21日。

患者夜半咳嗽已半年，近3个月偶伴气喘，痰不多，腰酸，偶觉疲劳。既往有鼻炎病史。白带量多、黄褐色。舌淡红，苔薄白，脉沉细。

中医诊断：咳喘（肺脏余热，肾气不敛）。

西医诊断：咳嗽变异性哮喘。

治法：益肾敛肺，清肺止咳。

方药：七味都气丸合泻白散加减。

熟地黄12g，山茱萸12g，山药15g，茯苓10g，桑白皮10g，地骨皮10g，知母10g，白果10g，7剂。

二诊：2012年6月27日。半夜咳嗽消除。

方药：守上方，7剂。

【按语】咳嗽虽然属肺，半载之疾绝非外感之属，结合鼻炎、带黄，为肺有余热；夜咳腰酸气喘，尤与肾气不敛相关密切。

咳嗽痰咸4个月案

林某，女，49岁。初诊：2015年4月9日。

因"反复咳嗽4个月余"就诊。患者咳嗽4个月余，初起干咳，咽干，随后咳白色泡沫稀痰，甚咸，自称其味如盐，咳嗽剧烈时尿失禁。晨起口苦，夜寐差，多梦，夜尿4~6次，纳可便调。月经失调1年余，周期经量不定；潮热6个月。舌淡红，苔白腻，脉濡。

中医诊断：咳嗽痰咸（肺肾虚寒）。

西医诊断：慢性气管炎。

治法：补肺益肾，养阴化痰。

方药：金水六君煎合三子养亲汤加味。

当归6g，熟地黄12g，陈皮9g，半夏10g，茯苓10g，炙甘草6g，炒莱菔子10g，苏子10g，白芥子3g，金沸草10g，5剂。

二诊：2015年4月14日。咳嗽痰咸明显减轻，已无夜尿。舌脉如上。

方药: 守上方, 加川贝粉3g(吞), 桔梗5g, 6剂。

三诊: 2015年4月20日。咳嗽痰如上。

方药: 金水六君煎加金沸草10g, 海浮石20g, 川贝粉3g(吞), 百部10g, 苏子10g, 诃子10g, 7剂。

药后咳止, 痰咸消失。

【按语】久嗽不已, 子盗母气, 肺虚及肾, 痰咸、遗尿、夜尿、潮热是其征也, 故用金水六君煎合三子养亲汤标本兼治。

反复咳嗽10个月案

郭某, 女, 25岁。初诊: 2015年10月19日。

因"反复咳嗽10月余"就诊。患者诉孕后开始出现咳嗽, 程度不剧, 未予治疗, 症状反复, 现已产后3个月, 咳嗽未愈, 以干咳为主, 咳嗽时阵发剧烈不止, 气急脸红, 甚至出现呕吐症状。服中药调理后, 有黄色痰液排出, 咳声重浊, 无咽痒, 无发热, 恶露40余天净。末次月经2015年10月5日来潮。平素周期28天, 经期5~6天, 量较前增多, 经色鲜红, 口干。生育史: 1-0-0-1, 顺产1次。妇科检查: 外阴无殊; 阴道通畅, 分泌物量多、色白、无异味；宫颈柱状上皮外移；宫体前位，质地中等，正常大小，活动，压痛；两侧附件压痛。舌淡红，苔剥，脉细。

中医诊断：子嗽（肺肾阴虚）。

西医诊断：慢性气管炎，慢性盆腔炎。

治法：滋肺补肾止咳。

方药：猪肺1只（煎汤代水），络石藤15g，麦冬10g，北沙参15g，五味子5g，川贝粉5g（吞服），百部10g，紫菀10g，诃子10g，7剂。

二诊：2015年10月28日。咳嗽症状明显好转，无痰，偶咳数声，寐可，多梦。

方药：守上方，加款冬花10g，7剂。

【按语】咳病在肺，久则伤肾，子母同病。肺虚，以脏补脏，猪肺可疗；肾虚，以络石藤益肾止咳。其余药物均在润肺止咳之列。

咳声如蛙案

周某，女，28岁。初诊：2018年11月20日。

因"不孕症"就诊。患者喷嚏流涕，咳嗽1周，咳嗽加重4天。就诊时咳声连连，犹如蛙鸣，痰色绿、质腻稠，影响睡眠。舌淡红，苔薄腻，脉细。

中医诊断：咳嗽（风热外感）。

西医诊断：上呼吸道感染（喉头水肿）。

治法：清肺化痰，下气止咳。

方药：射干麻黄汤加减。

射干6g，炙麻黄6g，细辛2g，紫菀10g，款冬10g，五味子3g，半夏10g，石膏15g，瓜蒌皮10g，2剂。

早上进药1次，下午再次就诊时咳嗽即明显减轻。

二诊：2018年11月21日。进药2剂，咳嗽近愈，蛙鸣咳声消失。

方药：守上方，加浙贝母10g，3剂。

三诊：2018年11月22日。咳嗽已愈。

【按语】《金匮要略·肺痿肺痈咳嗽上气病脉证治》言："咳而上气，喉中水鸡声，射干麻黄汤主之。"水鸡即蛙。

喑哑4个月案

杨某，女，44岁。初诊：2017年2月21日。

因"月经先期5年，喑哑4个月"就诊。患者5年来，月经周期19~24天，经期5天。末次月经2月16日来潮，经量少，无血块，无痛经，无经前乳胀。喑哑4个月未愈，咽干喉燥，倦态，纳可，便结，夜寐浅，易醒。舌淡红，苔薄白，脉细。

中医诊断：喑哑（肺肾阴虚）。

治法：滋肾养肺。

方药：麦味地黄丸加减。

麦冬12g，五味子5g，熟地黄15g，山茱萸10g，山药 15g，泽泻 10g，茯苓 10g，牡丹皮 9g，百合20g，知母10g，木蝴蝶5g，玉竹15g，酸枣仁15g，7剂。

二诊：2017年4月19日。喑哑已除。

【按语】年近更年，经早量少，喑哑，倦态，脉细，当属肺肾阴虚，金破不鸣。

胸中大气下陷半个月案

王某，女，18岁。初诊：2019年9月4日。

因"咳嗽20天，胸闷气短半个月"前来就诊。患者中小身材，面色萎黄，精神困顿，20天前因感冒咳嗽，于当地医院就诊，CT检查提示右肺下叶背段感染灶，予抗炎平喘类药物（头孢类药及阿斯美）治疗后，症状较前加重。半个月前出现胸闷、气短症状，吸气时天突深陷，呼吸率30次/分，运动时气急加重。无心悸，无发热，无出汗，手足常温，头晕，倦怠乏力，咳白痰，张口呼吸，口干，胃纳欠佳，寐安，大便干结、3~7天1解。曾于某医院就治（具体不详），病情未见改善，无法上班。今日月经来潮。当天辅助检查：血常规无殊，C反应蛋白<1mg/L，胸透未见明显异常，血压100/68mmHg，心率87次/分。因为验血、测量血压、胸透，患者来回一走，即气喘吁吁，立其身旁，气粗如牛。舌淡红，苔薄白，脉细软。

中医诊断： 短气（肾不纳气）。

治法： 益肺补虚，固肾纳气。

方药： 别直参6g（缺货），改用红参12g（调冲），蛤蚧一只

（缺货），五味子12g，胡桃肉30g（原本自购，患者说无货，没用），麦冬10g，沉香1g（冲服），山茱萸20g，2剂。

二诊：2019年9月6日。胸闷气短显好转，来回自如，神情自若；大便近两天每日一解，脐周隐痛，口干如上，自觉喉中有痰，无咳嗽。呼吸率20次/分，心率88次/分。舌淡红，苔薄白，脉细。

方药：生脉饮合升陷汤加减。

红参10g（调冲），麦冬12g，五味子5g，生黄芪12g，山药15g，知母10g，升麻6g，桔梗5g，炙甘草6g，3剂。

三诊：2019年9月9日。呼吸正常，精神可，有痰，面色正常，准备上班，月经今净。舌脉如上。

方药：红参12g（调冲），麦冬12g，五味子9g，胡桃仁30g，沉香1g（冲服），山茱萸20g，磁石15g，半夏12g，炙甘草9g，4剂。

四诊：2019年9月12日。上症均愈，稍有胸闷，喉中有痰。舌脉如上。

方药：守上方，改红参为党参30g，加竹茹10g，5剂。

癔症性呼吸困难4天案

何某，女，46岁。初诊：2002年4月3日。

患者阵发性呼吸困难4天，倦怠，寐差，烦躁不安，身体颤抖，口渴，纳呆，尿急，月经正常，放置节育环。曾经诊断为忧郁症，服用百忧解、黛安神片无效。舌尖稍红，苔薄腻，脉细。

中医诊断: 郁证（气机不利）。

西医诊断: 癔症。

治法: 调气，开郁，安神。

方药: 菖蒲8g，木蝴蝶4g，佛手10g，厚朴6g，远志8g，枳壳6g，绿梅花5g，茯苓12g，龙齿30g，夜交藤20g，合欢花12g，酸枣仁20g，3剂。

速效枣仁安神胶囊，每次2粒，睡前吞服。

二诊: 2002年4月6日。除寐差之外，其余症状均消失。舌淡红，苔薄白，脉细。

治法: 芳香疏肝，开郁安神。

方药: 黛玉疏肝汤（自拟方）加减。

木蝴蝶4g，玫瑰花4g，绿梅花5g，合欢花12g，刺蒺藜15g，佛手10g，菖蒲8g，夜交藤20g，酸枣仁12g，郁金10g，太子参12g，3剂。

【按语】《丹溪心法》将郁证分为气郁、血郁、湿郁、热郁、痰郁、食郁等"六郁"，该案即为气郁。气郁的治疗当以调气开郁为主。

胸内发热、咽窒3年案

王某，女，33岁。初诊：2007年7月16日。

患者婚后未避孕未孕4年，胸内发热、咽窒感3年。15岁初潮，月经周期紊乱，周期30～150天，经量正常，色鲜夹块，经前、经期无不适，经期5～6天。带下不多，纳寐正常，二便调。末次月经6月18日来潮。2006年11月22日性激素检测：促黄体生成素20.65IU/L（正常值4～30 IU/L），促卵泡生成素78.9IU/L（正常值4～15 IU/L）。2007年4月17日复查：黄体生成素8.7IU/L（正常值1～18 IU/L），卵泡生成素44.4IU/L（正常值4～13 IU/L）。以往曾有甲状腺功能减退病史，服用补佳乐1个月，至14日停服。妇科检查：外阴无殊，阴道通畅，宫颈光滑；子宫前位，小，质地中等，活动，无压痛；两侧附件无压痛。舌淡红，苔薄白，脉细。

中医诊断：月经后期（冲任虚弱），不孕（冲任虚弱）。

西医诊断: 原发不孕,卵巢功能低下,子宫偏小,月经稀发。

治法: 填补冲任。

方药: 紫河车10g,熟地黄12g,何首乌12g,巴戟天12g,鹿角片12g,菟丝子15g,当归9g,枸杞子12g,香附10g,杜仲12g,山药15g,鸡血藤30g,7剂。

河车大造丸,每次3片,每日3次,吞服。

二诊: 2007年7月25日。无不适,舌脉如上。

方药: 守上方,续进7剂。

三诊: 2007年8月2日。胸内发热及咽窒感消失,舌脉如上。

方药: 守上方,加紫石英30g,7剂。

河车大造丸,每次3片,每日3次,吞服。

【按语】《素问·缪刺论》称:"邪客于手阳明之络,令人气满胸中,喘息而支胠,胸中热。"通常胸中热、咽喉不利者,多属实证、热证。然而另有一种属于冲任虚弱者,其发病机理与绝经期的潮热类似,当以填补冲任为治。

咽喉异物感1年案

余某,女,28岁。初诊:2013年12月31日。

自觉咽喉有异物感1年，经多方检查、治疗无效。晨起涎多。舌淡红，苔薄白，脉细。

中医诊断：梅核气（痰气阻滞）。

西医诊断：癔球。

治法：解郁化痰，顺气降逆。

方药：半夏厚朴汤加味。

半夏10g，厚朴9g，生姜4片，紫苏叶6g，茯苓10g，沉香5g，降香3g，益智仁10g，7剂。

二诊：2013年1月8日。梅核气已愈。

甲状舌管囊肿案

周某，男，28岁。初诊：2021年1月5日。

患者鼻下疱疹，流涕色黄；甲状舌管囊肿2天，直径约2cm，仰颈时局部疼痛，活动受限。舌淡红，苔薄白，脉细。

西医诊断：甲状舌管囊肿。

治法：清风散热，解毒散结。

方药: 牛蒡子12g，青黛5g，三叶青12g，炒栀子12g，玄参12g，大青叶12g，桔梗6g，浙贝母10g，天花粉12g，牡蛎15g，皂角刺12g，7剂。

二诊: 2021年1月12日。鼻下疱疹已愈，甲状舌管囊肿明显缩小，颈部活动已无障碍。舌脉如上。

方药: 守上方加减。

牛蒡子12g，三叶青12g，炒栀子12g，玄参12g，大青叶12g，桔梗6g，浙贝母10g，天花粉12g，牡蛎15g，皂角刺12g，连翘12g，7剂。

甲状舌管囊肿感染案

王某，女，28岁。初诊: 2020年7月22日。

因"下巴与颈部之间肿痛3天"就诊。患者3天前无明显诱因下出现下巴与颈部之间肿痛，疼痛连及左侧颌下部。检查发现，舌下腺肿大，坚硬，触痛，大小约3cm×3cm；局部皮肤充血，发热。张口检查: 舌下腺开口充血明显，无口腔溃疡。有口渴，鼻尖痛，鼻塞，鼻息热，两手掌红，口周见溃疡，溲黄，大便软。舌尖略红，苔薄白，脉细。

中医诊断: 痰核(痰热互结)。

西医诊断: 甲状舌管囊肿感染。

治法: 泻火清热，解毒消痰。

方药: 凉膈散加味。

制大黄6g, 炒栀子10g, 连翘10g, 炒黄芩10g, 炙甘草6g, 薄荷6g(后入), 竹叶10g, 玄明粉5g(冲), 玄参12g, 浙贝母10g, 金银花15g, 天花粉15g, 蒲公英15g, 3剂。

二诊: 2020年7月25日。甲状舌管囊肿明显缩小, 大小约1cm×1cm, 触痛消失, 局部皮肤充血消退, 鼻尖痛、鼻息热均消失, 舌下腺开口充血减轻, 咽部痒。舌脉如上。

方药: 守上方, 加牛蒡子15g, 3剂。

三诊: 2020年7月28日。甲状舌管囊肿继续缩小, 舌下腺开口充血消失, 咽痒, 便软。舌脉如上。

方药: 守上方, 加射干5g, 桔梗6g, 7剂。

四诊: 2020年8月5日。甲状舌管囊肿消除。

【按语】甲状舌管囊肿是指在胚胎早期甲状腺发育过程中甲状舌管退化不全、不消失而在颈部遗留形成的先天性囊肿。治疗方法就是手术切除。如果囊肿反复感染, 可以形成瘘管而长期流脓。有报道因巨大的甲状舌管囊肿而导致呼吸困难。

高热后耳聋3个月案

谢某，女，62岁。初诊：1988年6月5日。

患者发高热之后耳聋，耳鸣如蝉3个月；伴头痛，头重如裹，心烦，寐差多梦，口苦，纳呆，四肢乏力，二便正常。舌红，苔腻浊，脉滑数。

中医诊断： 耳聋（肝胆湿热）。

治法： 清泻肝火，利湿开窍。

方药： 龙胆泻肝汤加减。

龙胆草3g，黄芩10g，柴胡10g，车前子10g（包），泽泻10g，当归10g，炒栀子10g，木通3g，石菖蒲10g，磁石40g，藿香10g，神曲10g，生甘草5g，3剂。

二诊： 1988年6月11日。耳鸣减轻，夜寐时手足搐动。舌脉如上。

方药： 守上方，龙胆草加至5g，石菖蒲加至15g，加苍耳子10g，3剂。

三诊： 1988年6月16日。头晕减轻，心悸，自觉手指抽动，倦怠无力。舌淡红，苔薄腻，脉细。

治法： 益气化湿通窍。

方药： 益气聪明汤加减。

生黄芪10g，蔓荆子10g，葛根10g，黄柏10g，升麻6g，柴胡9g，菖蒲15g，藿香10g，白僵蚕9g，刺蒺藜10g，枸杞子10g，3剂。

四诊： 1988年6月20日。耳聋减轻。舌淡红，苔薄白，脉细。

方药： 守上方，加党参12g，生姜2片，大枣5枚，3剂。

五诊： 1988年6月23日。听力增强，精神好转。舌淡红，苔薄腻，脉细。

方药： 党参15g，生黄芪20g，蔓荆子10g，葛根10g，黄柏10g，柴胡9g，菖蒲15g，白僵蚕9g，刺蒺藜10g，枸杞子10g，磁石15g，天麻6g，3剂。

六诊： 1988年7月1日。听力明显增强，但右耳内似有异物感，脑鸣。舌淡红，苔薄腻，脉细软。

方药： 蔓荆子10g，柴胡9g，葛根10g，升麻6g，生黄芪20g，黄柏10g，菖蒲15g，苍耳子10g，白僵蚕9g，磁石20g，天麻6g，党参15g，3剂。

七诊: 1988年7月5日。症如上，流黄涕，偶有咳嗽。舌淡红，苔薄腻，脉细软。

方药: 守上方，去天麻，加辛夷10g，大枣5枚，5剂。

八诊: 1988年8月17日。听力已经正常，不适感已消失，耳鸣，右耳前后皮肤过敏触痛，牙龈肿痛。舌淡红，稍嫩，苔薄腻，脉细。

方药: 生地黄12g，黑豆衣20g，骨碎补12g，麦冬10g，旱莲草20g，磁石15g，珠儿参10g，生黄芪15g，党参12g，升麻6g，龙胆草2g，蔓荆子10g，3剂。

此后，听力虽有下降现象，但经治疗后都可以恢复。

目窠疼痛4个月案

周某，女，34岁。

目窠疼痛4月，手足冷，倦怠。舌淡红，苔薄白，脉弦。

中医诊断: 目痛（肝肾阴虚，肝经有热）。

治法: 补益肝肾，佐清肝火。

方药: 夏枯草30g，旱莲草20g，女贞子10g，生地黄12g，熟地黄12g, 山茱萸12g, 山药15g, 白芍12g, 沙苑蒺藜10g, 川石斛15g, 菊花10g, 谷精珠10g, 3剂。

二诊: 目窠疼痛消失, 双目无神。舌脉如上。

治法: 补益肾气。

方药: 旱莲草20g, 女贞子10g, 生黄芪20g, 党参15g, 谷精珠10g, 刺蒺藜10g, 穞豆衣20g, 川石斛15g, 葛根10g, 山药15g, 升麻6g, 3剂。

【按语】《素问·至真要大论》有"热反上行, 头项囟顶脑户中痛, 目如脱"的记载。弃去上下文不讲, 仅此句而言, 与青光眼眼压增高出现的症状颇为类似。《本草蒙筌》说夏枯草"善补养厥阴血脉之功, 能治肝虚目疼"。

眼睑瞤动4个月案

项某, 女, 30岁。初诊: 2019年8月26日。

因"右侧下眼睑瞤动4个月"就诊。患者4个月前无明显诱因下出现右侧下眼睑不自主瞤动, 于外院针灸治疗后症状曾经有所缓解, 不久即复发。无视物模糊等不适。舌稍红, 苔薄白, 脉细软, 微弦。

中医诊断: 眼睑眴动（肾阴不足, 肝风内动）。

治法: 养血滋肾, 平肝息风。

方药: 熟地黄12g, 白芍10g, 桑椹12g, 旱莲草15g, 菊花10g, 刺蒺藜15g, 炒栀子10g, 龙胆3g, 僵蚕10g, 蝉蜕10g, 全蝎5g, 蜈蚣2条, 7剂。

二诊: 2019年9月2日。药后右下眼睑已无眴动。舌淡红, 苔微黄, 脉软。

方药: 守上方, 加茵陈6g, 7剂。

【按语】《素问·至真要大论》有"目乃眴瘛", 所指即此。肝开窍于目, 肾输精于目。根据脉象分析, 该证当属肝肾阴虚, 肝风内动。

牛痘疫苗所致眼睑牛痘案

缪某, 女, 3岁。初诊: 1975年1月23日。

患者接种牛痘之后, 一目下睑先出现3颗水疱, 一昼夜眼睑红肿, 水疱溃烂, 流黄色脓液, 目不能张; 另一目下睑微赤,两睑亦肿。发热轻微。舌淡红，苔薄黄，脉浮细。

中医诊断：蚌合（风热）。

西医诊断：眼睑牛痘。

治法：清疏风热。

方药：白薇3g，钩藤3g，桑叶4.5g，菊花3g，龙胆1.5g，生甘草3g，3剂。

金霉素眼药膏，点眼。

二诊：1975年1月27日。服药1剂后，大便松软；服药二三剂，目肿消退，眼睑溃烂处有所收敛，体温恢复正常。舌淡红，苔薄白，脉细。

方药：守上方，去白薇、钩藤，龙胆减至1g；加夏枯草6g，木通1g，3剂。

1975年2月5日，我经过患儿家，见患儿两目已如常人，红肿溃烂消尽，已有新鲜肉芽组织长好，睑缘没有因溃烂而变形。

【按语】当时公社开展小儿接种牛痘疫苗，同时发现数位小儿出现急性睑缘炎及外耳道炎，发病率为0.2%，其中2例经某西医医院治疗，建议使用母血肌内注射治疗或用盐酸吗啉双胍眼药水滴眼，但当时市场缺货。

晨起大量呕痰2年案

王某，女，29岁。初诊：2017年3月29日。

因"晨起漱刷呕痰2年，要求调理孕前、助孕"就诊。患者2年前无明显诱因下出现晨起漱刷呕痰，量多，色白，黏稠。平素性生活正常。月经周期30～40天，经期5～7天，有时需服黄体酮催经，经量少，经色黯，经期腰酸。近一周便干难解，纳寐可，体重质量指数29.74（属于肥胖）。生育史：0-0-1-0。舌淡红，苔薄白，脉细。

中医诊断：呕痰（湿痰）。

治法：燥湿化痰，泻下痰浊。

方药：二陈汤、三子养亲汤合礞石滚痰丸加减。

姜半夏15g，陈皮30g，茯苓皮50g，莱菔子9g，炒芥子6g，紫苏子10g，制大黄9g，炒黄芩10g，礞石15g，沉香片3g（后入），制远志10g，炒苍术10g，石菖蒲10g，7剂。

二诊：2017年4月26日。月经3月26日来潮，痰多，大便溏频。

舌脉如上。

方药：守上方，去大黄，加益母草。

姜半夏15g，陈皮30g，茯苓皮50g，莱菔子9g，炒芥子6g，紫苏子10g，炒黄芩10g，礞石15g，沉香片3g（后入），制远志10g，炒苍术10g，石菖蒲10g，益母草30g，7剂。

三诊：2017年5月4日。月经5月1日来潮，至今未净，经量较前明显增多。晨起漱刷时，呕痰症状已经消失。

方药：守上方，7剂。

【按语】礞石滚痰丸专为攻逐老痰而设。二陈汤剂量重用，也是该案特点。

头部持续抽痛、刺痛5年案

金某，女，48岁。初诊：2019年10月8日。

患者头部持续抽痛、刺痛5年，加重半年。整个头部疼痛，或颞部，或前额，或头顶，位置不固定；或头晕痛，或针刺样痛，呈持续性，痛重时放射至右侧耳部及牙齿。头部无外伤史。腰酸背痛，口苦，入睡困难，多梦，大便干、一天1次。2019年9月2日行头颅CT检查：左侧大脑中动脉M1段狭窄，左侧大脑中动脉提前分叉（均属变异）。MRI检查: 脑内多发缺血脱髓鞘病变。舌淡红, 苔薄白, 脉沉细弦。

中医诊断: 头痛 (血阻气滞)。

治法: 活血通络, 行气止痛。

方药: 芎乌散加味。

川芎12g, 乌药10g, 制大黄6g, 地龙10g, 僵蚕10g, 桃仁5g, 全蝎6g, 蔓荆子10g, 胡桃壳5个, 茺蔚子10g, 珍珠母30g, 川牛膝10g, 7剂。

二诊: 2019年10月14日。今右侧耳部及牙齿放射痛消失, 但右侧耳后针刺样痛, 口苦, 余症如上。舌脉如上。

方药: 守上方, 加生白芍12g, 蜈蚣2条, 7剂。

三诊: 2019年10月22日。头痛除, 两侧耳后疼痛消失, 头晕, 头重, 大便正常、一天1次。舌淡红, 苔薄白, 脉细。

方药: 守上方, 加菊花10g, 7剂。

顽固性剧烈头痛20年案

叶某, 女, 45岁。初诊: 2014年10月21日。

患者反复头痛20余年，并逐渐加重，呈抽掣胀痛，连及双目，严重时用头碰门撞墙以求缓解，冷热、劳累均可加重，痛剧时伴有呕吐。2008年因子宫肌瘤行全子宫切术后反复出现左侧少腹坠痛，每次持续数天。今头痛不明显，胃痛，寐可纳呆；大便秘结如羊矢状，4~5日一解，常用开塞露；小便稍多。有糜烂性胃炎、十二指肠炎、肝囊肿等病史。生育史：2-0-0-2。妇科检查：外阴无殊，阴通道畅；宫颈小息肉，子宫体缺如；两侧附件无压痛，可以触及弹子状直肠内粪块。舌淡红，苔薄白，脉涩。

中医诊断：头痛（血瘀肠热），便秘（肠热）。

西医诊断：神经性头痛，习惯性便秘。

治法：清热通腑，活血利头目。

方药：桃核承气汤加减。

桃仁20g，制大黄10g，玄明粉10g（冲服），连壳胡桃5个，决明子30g，羌活10g，茺蔚子10g，炒白芍15g，蔓荆子10g，4剂。

二诊：2014年10月25日。药后大便已解5~6次、质软，肠鸣伴轻微腹痛，头痛消失4天，胃脘不适，尿常规正常。舌脉如上。

方药：守上方，制大黄、玄明粉均减至5g，加陈皮10g，5剂。

三诊：2014年10月30日。寐浅，胃脘不适，昨天多吃南瓜后，大便日解4次。

方药：守上方，去玄明粉；加茯苓10g，半夏10g，7剂。

四诊：2014年11月6日。10月31日头颅核磁共振检查未见异常。头痛轻微，偶有小腹胀痛，或有恶心，胃部刺痛；大便虽干结，已无羊屎状，1～2天一行。舌淡红，苔薄白，脉细。

治法：活血通腑，搜风剔络。

方药：桃核承气汤合芎乌散加减。

桃仁20g，制大黄10g，玄明粉5g（冲服），川芎12g，乌药10g，胡桃壳30g，全蝎6g，地龙10g，僵蚕10g，蜈蚣3条（吞服），白芷10g，蔓荆子10g，7剂。

五诊：2014年11月20日。口腔溃疡，头沉重，无头痛；大便6天未解时，用开塞露解大便2次，量不多，羊屎状，今已5日未解大便；小便频，夜尿4～5次；饭后胃胀痛，20分钟后饮温水，俯卧后缓解。

方药：守上方，去蜈蚣，加决明子15g，7剂。

【按语】桃核承气汤为主治疗头痛,是上病下取之法,亦是釜底抽薪之法。

睡前头颅空虚感3个月案

余某,女,27岁。初诊: 2019年10月18日。

患者晚上睡前头脑空虚感近3个月,需用双手压住头顶或用枕头顶住头部方能入睡,白天正常,无头晕、耳鸣、头颅空虚感。纳便正常,血压106/70mmHg。舌淡红,苔薄白,脉细。

中医诊断: 脑髓消(精气不足)。

治法: 益气血,升清阳。

方药: 益气聪明汤加味。

蔓荆子5g,升麻5g,葛根10g,党参30g,炒白芍10g,黄芪30g,炙甘草6g,炒枳壳15g,川芎30g,熟地黄15g,藁本9g,白芷6g,7剂。

二诊: 2019年10月31日。头颅空虚感减轻,无须压住头顶即可入睡。血压102/66mmHg,心率82次/分。舌脉如上。

方药: 守上方,去熟地黄,蔓荆子加至10g;加防风10g,羌活5g，7剂。

三诊：2019年11月7日。头颅空虚感消除，睡眠前一直无需用手压头。月经11月4日来潮，经量不多。舌脉如上。

方药：益气聪明汤加味。

蔓荆子10g，升麻6g，葛根10g，党参10g，炒黄柏5g，炒白芍10g，黄芪15g，炙甘草6g，川芎10g，藁本6g，7剂。

四诊：2019年11月14日。头颅空虚感未再复发。

【按语】脑为髓海，气血之汇。头颅空虚喜按、血压偏低、脉细，属虚无疑。虽然二诊血压没有得到调整，但症状好转，说明虚象与低血压不能等同。个中奥秘，尚待研究。

嗜睡多寐1个月案

王某，女，29岁。初诊：2020年4月10日。

患者平素睡眠时间7小时，1个月来每天需要睡10小时，仍头部沉重，眼皮下坠，昏昏欲睡。月经不规律，月经周期34～60天，经期7天。偶需服黄体酮催经，量中等，经色红，有血块，伴痛经、腰酸；经前乳胀，腹胀，怕热。体型偏胖，身高155cm，体重70kg，身体质量指数29.1，属于肥胖范围。既往史：2019年11月因双侧输卵管宫外孕行右侧输卵管切除术，左侧输卵管保守治疗。舌淡红，苔薄白，脉沉细。

中医诊断：多寐（气虚）。

治则：益气升阳。

方药：生黄芪10g，党参10g，升麻5g，柴胡5g，葛根10g，藿香6g，佩兰6g，藁本6g，白芷6g，防风5g，白蒺藜10g，大腹皮10g，7剂。

二诊：2020年4月17日。睡眠时间减至8.30小时。舌脉如上。

方药：守上方加减。

生黄芪15g，党参15g，升麻5g，柴胡5g，葛根10g，藿香6g，佩兰6g，藁本6g，白芷6g，防风5g，白蒺藜10g，大腹皮10g，7剂。

三诊：2020年4月24日。精神转佳，睡眠时间减少。舌脉如上。

方药：守上方，7剂。

药后睡眠时间已经恢复正常。

【按语】中医有肥人多气虚之说。

脐腹冷、压脐入睡2年案

王某，女，51岁。初诊：2020年7月4日。

患者2年来身不温，脐腹部冷，睡眠时脐腹部需物压迫，或取俯卧位，压住腹部，否则不能入睡，夜间醒1~3次，夜尿2次。近一年月经周期2~3个月，经期10多天。末次月经6月14日来潮，经量少，经色暗偏黑，偶有血块；无痛经，稍腰酸，乳房胀。纳可，偶咽干咽呛，饮能解渴，胃脘部偶有气上冲，火辣感，喝水可缓解。或有漏尿；大便2日1次，先偏干，后稍稀，不成形；目糊，潮热汗出。既往有"小三阳"史。生育史：2-0-1-2（已结扎）。妇科检查：外阴无殊；阴道前后壁轻微膨出，分泌物量少，色白；宫颈举痛，轻度柱状上皮外移；宫体后位，质地中等，正常大小，无压痛；两侧附件压痛。舌淡红，苔薄白，脉细滑。

中医诊断：身冷（营卫虚），寐难（肾阳虚）。

治法：和营卫，调肾气。

方药: 桂枝汤加味。

桂枝6g, 炒白芍6g, 炙甘草6g, 生姜3片, 大枣5枚, 沉香5g（冲）, 紫石英15g, 仙鹤草20g, 野荞麦根12g, 络石藤12g, 小茴香5g, 荔枝5枚, 5剂。

坤泰胶囊, 一次4粒, 一日3次, 口服。

二诊: 2020年7月9日。脐腹冷除, 睡眠改善, 脐腹无需物压迫, 多汗。舌脉如上。

方药: 守上方加味。

桂枝6g, 炒白芍6g, 炙甘草6g, 大枣5枚, 生姜3片, 沉香5g（冲）, 紫石英15g, 仙鹤草20g, 野荞麦根12g, 络石藤12g, 小茴香5g, 荔枝5枚, 龙骨20g, 牡蛎20g, 5剂。

坤泰胶囊, 一次4粒, 一日3次, 口服。

【按语】这是一位更年期患者, 有多种绝经前后诸症的表现。主症身不温, 脐腹冷, 为营卫虚; 睡眠需物压脐腹, 为肾气虚。治疗以桂枝汤调营卫, 肾草（仙鹤草）、花麦肾（野荞麦根）、拉屌肾（络石藤）补肾, 荔枝补肾调气, 沉香、小茴香、紫石英温肾降气平冲。坤泰胶囊以平绝经前后的其余诸症。

眩晕、行路如醉3个月案

林某，女，38岁。初诊：2008年2月26日。

患者不明原因出现头晕、头胀3个月，平卧静息症状缓解，两下肢极乏力，站立不稳，行路摇摆如酒醉，记忆力显著减退，嗜睡，纳便正常，寐可。否认有高血压病史。头颅CT检查正常，脑电图检查低幅快波活动。舌淡红，苔薄白，脉细。

中医诊断：眩晕（脾虚湿阻）。

治法：疏风健脾渗湿。

方药：防风10g，党参12g，茯苓10g，白术10g，生姜5片，枳壳10g，陈皮10g，泽泻30g，天麻10g，白僵蚕10g，3剂。

二诊：2008年3月3日。头晕消失，步态略差。舌脉如上。

方药：守上方，加葛根15g，7剂。

三诊：2008年3月13日。头晕未再发生，步态正常。舌脉如上。

方药：守上方，续进7剂。

四诊：2008年3月20日。无任何不适。舌脉如上。

方药：防风10g，党参12g，茯苓10g，白术10g，生姜5片，枳壳10g, 陈皮10g, 葛根15g, 天麻10g, 白僵蚕10g, 7剂。

眩晕欲倒、严重失寐3年案

张某, 男, 65岁。初诊: 2020年4月23日。

因"头晕、寐差3年余"就诊。患者近3年来反复头晕欲倒, 视物模糊, 乏力; 偶有气上冲, 胸闷。夜间不寐, 一夜只睡1小时, 白天饭后易困, 坐着欲寐, 卧床难睡, 记忆力明显减退。纳可, 无反酸, 大便不成形, 每天解4~5次。既往史: 前列腺增生, 高血压。现服用保列治、坦索罗辛缓释片、癃闭舒胶囊、敏使朗、雷贝拉唑、米曲菌胰酶片、黛力新、洛丁新。心率: 86次/分。舌淡红, 牙痕明显, 苔薄白, 脉细。

中医诊断: 眩晕, 失寐(气血不足, 痰湿阻滞)。

治法: 益气养血, 化痰宁神。

方药: 十味温胆汤加味。

半夏10g, 茯苓10g, 炙甘草6g, 陈皮9g, 炒枳壳5g, 姜竹茹9g, 酸枣仁15g, 远志10g, 五味子6g, 熟地黄10g, 党参15g, 石菖蒲10g, 磁石20g, 龙骨20g, 桂枝5g, 7剂。

乌灵胶囊，一次3粒，一日3次，口服。

二诊：2020年4月30日。一夜可睡4小时，无胸闷、气冲现象，视力改善，头晕欲倒现象已除。舌脉如上。

方药：守上方加味。

半夏10g，茯苓10g，炙甘草6g，陈皮9g，炒枳壳5g，姜竹茹9g，酸枣仁15g，远志10g，五味子6g，熟地黄10g，党参15g，石菖蒲10g，磁石20g，龙骨20g，桂枝5g，黄精15g，7剂。

乌灵胶囊，一次3粒，一日3次，口服。

三诊：2020年5月6日。睡眠时间近接近小时，头晕现象十去其七，胸闷气上冲几乎消除，视力恢复正常。舌脉如上。

方药：守上方加味。

半夏10g，茯苓10g，炙甘草6g，陈皮9g，炒枳壳5g，姜竹茹9g，酸枣仁15g，远志10g，五味子6g，熟地黄10g，党参15g，石菖蒲10g，磁石20g，龙骨20g，桂枝5g，黄精15g，玉竹12g，7剂。

【按语】难病、怪病宜从痰考虑。试而不爽，信而不诬也！

抑郁不寐7年案

郑某，女，39岁。初诊：2015年11月5日。

患者因患抑郁症，服用米氮平类药物7年。近来夜寐极差，或整夜不寐，哭泣，口唇干燥，口苦，纳欠。末次月经2015年10月19日来潮。白带量多，色黄阴痒。舌稍红，苔白少津，脉细弦。

中医诊断： 失寐（心阴虚）。

西医诊断： 抑郁症。

治法： 养阴清热，和胃安神。

方药： 黄连阿胶汤合甘麦大枣汤、半夏汤。

黄连5g，炒黄芩10g，炒白芍10g，鸡子黄1枚（冲服），阿胶10g（烊冲），小麦30g，炙甘草9g，大枣10枚，半夏10g，秫米20g，7剂。

二诊： 2015年11月25日。夜寐可达8小时，不再哭泣。月经2015年11月22日来潮，今已净，阴痒。舌脉如上。

治法： 清利湿热。

方药： 当归贝母苦参丸合栀子柏皮汤加味。

当归6g，浙贝母10g，苦参10g，炒栀子10g，炒黄柏5g，甘草6g，白鲜皮12g，地肤子10g，7剂。

【按语】心主神志。心阴虚，心火旺，失寐诸症丛生。以黄连阿胶汤滋阴清心，甘麦大枣汤养心阴，半夏汤和胃安神，三方合用，药到病除。

胸肩疼痛1年案

陈某，女，45岁。初诊：2015年6月3日。

患者1年前无明显诱因下出现间歇性左侧胸部及左肩胛部隐痛不适，日间痛多，晨起不痛。平素月经规律，周期28~34天，经期4~5天，末次月经5月8日。舌稍黯，苔薄白，脉涩。

中医诊断：胸痹（瘀血闭阻）。

治法：活血化瘀，通络止痛。

方药：旋覆花汤合瓜蒌薤白白酒汤加减。

旋覆花10g，茜草12g，葱4条，瓜蒌10g，薤白15g，白酒3匙（冲），丝瓜络15g，地龙10g，橘核10g，郁金10g，延胡索10g，白芥子6g，7剂。

二诊：2015年6月23日。药后上症消失，停药后胸痛复发3天。

方药: 守上方, 加玫瑰花10g, 7剂。

三诊: 2015年7月1日。左侧胸痛除, 左肩胛部微酸。

方药: 守上方, 加羌活10g, 7剂。

【按语】《金匮要略》称:"肝着, 其人常欲蹈其胸上, 先未苦时, 但欲饮热, 旋覆花汤主之。"肝着, 系瘀血阻于胸所致。患者胸、肩疼痛, 舌黯, 脉涩, 瘀血无疑, 故选用旋覆花汤; 瓜蒌薤白白酒汤开胸阳, 治胸痹, 故合方治疗。

右肽胀痛半个月案

潘某, 女, 42岁。初诊: 2019年5月28日。

因"右肽酸胀痛半个月"就诊。患者右侧肽部酸胀痛半月, 晨起为甚, 活动后可缓解。20余年前结扎后, 出现腰痛, 持续1年时间。妇科检查无殊。舌淡红, 苔薄白, 脉细。

中医诊断: 肽痛(瘀血阻络, 经脉失养)。

治法: 活血化瘀, 养血柔络。

方药: 三物养血汤合芍药甘草汤加减。

土鳖虫10g, 制乳香5g, 制没药5g, 牛膝30g, 桑寄生15g, 丝瓜络15g, 竹茹10g, 白芍20g, 炙甘草6g, 续断12g, 忍冬藤15g, 7剂。

二诊: 2019年6月3日。药后胠部酸胀痛未见好转, 舌脉如上。

治法: 温经活血。

方药: 少腹逐瘀汤加减。

当归9g, 川芎9g, 赤芍10g, 延胡索10g, 小茴香5g, 干姜5g, 制没药4g, 蒲黄炭10g, 五灵脂10g, 乌药9g, 土鳖虫10g, 鸡血藤15g, 7剂。

三诊: 2019年6月10日。右胠酸胀痛基本消除, 舌脉如上。

方药: 当归9g, 川芎9g, 赤芍10g, 延胡索10g, 小茴香5g, 干姜5g, 制没药4g, 蒲黄炭10g, 五灵脂10g, 乌药9g, 土鳖虫10g, 鸡血藤15g, 益母草12g, 7剂。

【按语】"胠"是指腋下腰上的部分。

蛔虫性腹痛1周案

章某, 女, 18岁, 未婚。初诊: 2008年8月19日。

因"月经后期、痛经"就诊。患者末次月经8月3日来潮,已净。脐下阵发性疼痛1周未愈,眼结膜发现虫斑。舌淡红,苔薄白,脉细。

中医诊断: 腹痛(蛔虫性)。

治法: 健脾和血安蛔。

方药: 当归芍药散加味。

当归9g,川芎6g,炒白芍15g,茯苓10g,泽泻10g,炒白术10g,生地黄15g,白薇12g,川楝子10g,7剂。

二诊: 2008年8月26日。腹痛已愈。

【按语】案中当归芍药散健脾和血止痛,生地黄、白薇、川楝子安蛔止痛。

脐周胀痛1年案

范某,女,27岁。初诊:2015年4月27日。

因"反复脐周胀痛1年"就诊。患者月经规则,周期40~50天,经期7天。末次月经4月6日来潮,经量中等,经色黯,夹血块;经行前半个月,开始出现脐周胀甚及乳房胀痛。矢气不多,嗳气少,面部痤疮多,近一年体重增加40斤。纳可,口苦,寐安，二便调。生育史：0-0-1-0。舌淡红，苔薄白，脉细。

中医诊断：脐腹疼痛（肾气虚滞），月经后期（冲任失调）。

西医诊断：多囊卵巢综合征？腹痛待查？

治法：补肾行气止痛。

方药：络石藤15g，仙鹤草15g，野荞麦根15g，荔枝6个，橘核10g，乌药10g，小茴香5g，青皮10g，川楝子10g，炒栀子10g，黑豆30g，7剂。

二诊：2015年5月5日。月经4月29日来潮，脐周疼痛消失，仅有微胀感。舌脉如上。

方药：守上方，加延胡索10g，大腹皮10g，7剂。

【按语】脐周归属于肾，脐周胀痛系肾虚气滞所致，治疗当以补肾调气为主。络石藤俗名拉屙肾，仙鹤草俗名肾草，野荞麦根俗名花麦肾，三者均具有补肾作用。荔枝补肾，合其他药物调气。

脐腹小腹痛胀30年案

张某，女，64岁。初诊：2001年12月29日。

患者脐腹或小腹部刺痛或坠胀30年，时发呕吐，近期晕倒过2次；大小便时下腹坠胀，腹痛阵阵，大便4~5天1次、如羊矢，矢气多；嗳气，纳可，腰痛。生育史：5-0-0-5。停经14年，子宫内膜厚度2mm，子宫肌瘤21mm×14mm×22mm。妇科检查：外阴无殊，阴道通畅，宫颈柱状上皮细胞中度外移；宫体前位，正常大小，质软，居中，活动，压痛；两侧附件压痛。舌淡红，苔薄白，脉涩。

中医诊断：腹部胀痛（气血阻滞）。

西医诊断：肠粘连？慢性盆腔炎性疾病后遗症。

治法：和血调气润便。

方药：当归15g，刺蒺藜20g，蔻仁5g（冲），炒莱菔子15g，大腹皮15g，枳壳10g，沉香5g，厚朴10g，麦芽30g，麻仁丸10g（吞），5剂。

二诊：2010年1月5日。腹部胀痛明显减轻，矢气多。舌淡红，苔薄白，脉细。

方药：守上方，加神曲10g，7剂。

脐腹、小腹痛胀若失。

【按语】张子和《儒门事亲》有当归散，即当归、蒺藜两味，具有和血调气的作用。莱菔子、麦芽可以调气消胀。

肠间水声沥沥1周案

朱某，女，44岁。初诊：2018年1月18日。

自诉肠间沥沥有水声1周。胃纳可，尿频，大便正常。舌淡红，苔薄白，脉细。

中医诊断：肠鸣（肠间水气）。

西医诊断：肠鸣音亢进。

治法：健脾行气利水。

方药：五苓散合二陈汤加减。

茯苓皮15g，猪苓10g，泽泻10g，桂枝5g，半夏10g，陈皮10g，木香10g，槟榔10g，枳壳6g，7剂。

二诊：2018年1月25日。肠间水气消失。

【按语】《素问·气厥论》有"水气客于大肠，疾行则鸣濯濯，如囊里浆水之病也"之言，故以五苓散温阳利水。

妊娠副乳腺肿痛1周案

黄某,女,27岁。初诊: 2006年11月24日。

患者妊娠8个月,右侧腋下发现一4cm×3cm大小肿块已经1周,质偏硬,触痛,局部充血,尚无波动感;当该手臂放下时局部即感疼痛,故只能抬着手臂,苦不堪言。大便频,成形。舌淡红,苔薄白,脉细。

中医诊断: 乳痛(痰热互结)。

西医诊断: 副乳腺炎。

治法: 清热化痰,软坚散结。

方药: 牡蛎泽泻散加减。

牡蛎30g,泽泻12g,葶苈子10g,海藻20g,天花粉10g,娑罗子10g,浙贝母10g,瓜蒌皮10g,4剂。

二诊: 2006年11月28日。进药2剂,腋下肿块即破溃流脓,疼痛顿减,阴部坠痛。舌脉如上。

治法: 清热解毒,益气排脓。

方药: 五味消毒饮加减。

蒲公英15g,紫地丁15g,金银花15g,野菊花12g,天花粉10g, 玄参12g, 牡丹皮10g, 赤芍10g, 生黄芪10g, 升麻10g, 4剂。

三诊： 2006年12月2日。局部疼痛消失，脓液减少，肿块缩小，疮口渐合。舌脉如上。

方药： 守上方，续进5剂。

【按语】牡蛎泽泻散是《伤寒论》治疗"大病差后，从腰以下有水气"的逐水清热方剂。原方去蜀漆、商陆根，加娑罗子、浙贝母、瓜蒌皮，变成清热化痰、软坚散结的方剂，促使脓肿破溃，早日向愈。

绝经20年、乳房泌乳感10天案

程某，女，62岁。初诊：2016年5月2日。

绝经近20年，两侧乳房出现乳汁分泌外流感觉10天。舌淡红，苔薄白，脉细。

治法： 疏肝通络。

柴胡10g, 白芍10g, 枳壳10g, 路路通10g, 刺蒺藜10g, 麦芽

15g, 青皮10g, 香附10g, 郁金12g, 丝瓜络10g, 生甘草5g, 僵蚕10g, 3剂。

他莫昔酚片, 每次10mg, 每日2次, 口服。

二诊: 2016年5月5日。乳房泌乳感减轻, 舌脉如上。

方药: 守上方, 加麦芽30g, 牛膝15g, 蝉蜕6g, 9剂。

他莫昔酚片, 每次10mg, 每日2次, 口服。

甲基睾丸素片, 每次5mg, 每日3次, 舌下含。

三诊: 2016年5月14日。两乳泌乳感消失, 守上方续进3剂。

【按语】他莫昔酚片为合成的抗雌激素药物, 临床用于治疗晚期乳腺癌和卵巢癌。甲基睾丸素片为雄性激素, 也可以对抗雌性激素。借用这两药的药理, 迅速控制异常症状。

溢乳2年案

徐某, 女, 35岁。初诊: 1997年7月4日。

患者溢乳2年, 乳房胀痛, 倦怠, 头晕, 恶心, 下肢乏力, 经量减少, 带下不多, 足心痛。内分泌检测结果: 泌乳素5ng/mL（正常值59~619 ng/mL）。血压90/55mmHg, 颅脑CT检查排除脑垂体肿瘤。舌淡红，苔薄白，脉细。

中医诊断: 乳汁自出（气虚）。

西医诊断: 溢乳待查?

治法: 益气固涩。

方药: 补中益气汤加味。

生黄芪15g，党参15g，白术10g，陈皮9g，升麻6g，柴胡6g，当归6g，炙甘草6g，天麻10g，防风10g，僵蚕10g，半夏10g，3剂。

灵芝胶囊，每次2粒，每次3次，吞服。

二诊: 1997年7月21日。溢乳、乳胀症状均消失，倦怠多卧，头痛，腰痛。舌淡红，苔薄白，脉细。

方药: 生黄芪15g，党参15g，白术10g，陈皮9g，升麻6g，柴胡6g，当归6g，炙甘草6g，蔓荆子10g，僵蚕10g，全蝎4g，5剂。

【按语】非孕、非产，而乳汁自出，又倦怠者，唯有气虚，故以补中益气汤补气固涩。

乳癖（乳腺纤维腺瘤）案

曾某，女，31岁。初诊：2005年5月19日。

患者17岁初潮，近10年来经常月经后期，需服催经药物才至，经量过少，色暗红，伴下腹胀坠，经前乳房胀痛。月经5月1日来潮。平时腰酸，带下色白、无异味，寐欠安，多梦，二便正常。原有慢性盆腔炎性疾病后遗症病史，经常腹痛。B超检查提示两侧乳腺腺病，右侧乳腺纤维腺瘤，大小为8mm×6mm。生育史：1-0-1-1。舌淡红，苔薄白，脉细。

中医诊断： 妇人腹痛（瘀热阻滞），乳癖（肝气郁结）。

西医诊断： 慢性盆腔炎性疾病后遗症，右侧乳腺纤维腺瘤，月经稀发。

治法： 清热活血散结。

方药： 仙方活命饮加味。

金银花15g，防风10g，白芷10g，赤芍10g，当归6g，陈皮10g，天花粉15g，浙贝12g，制乳香4g，制没药4g，皂角刺15g，野荞麦根20g，生甘草6g，7剂。

梅花点舌丹，每次2粒，每日3次，口服。

二诊：2005年5月26日。乳房疼痛，腰酸。舌脉如上。

治法：疏肝理气，清热散结。

方药：路路通10g，预知子10g，浙贝12g，瓜蒌皮12g，薤白15g，天冬10g，山慈菇12g，漏芦12g，刺蒺藜10g，橘核10g，野荞麦根20g，郁金10g，7剂。

三诊：2005年6月2日。月经按期于6月1日来潮，经量不多。舌脉如上。

治法：和气血，调月经。

方药：丹参20g，川牛膝30g，桃仁10g，当归10g，川芎10g，泽兰10g，王不留行12g，刘寄奴12g，茺蔚子10g，香附10g，路路通10g，郁金10g，4剂。

四诊：2005年6月6日。经水已净，腰痛。舌脉如上。

方药：仙方活命饮，7剂。

梅花点舌丹，每次2粒，每日3次，口服。

七诊：2005年6月16日。B超复查：右乳腺纤维瘤已经消失。

中药守5月26日方，续进5剂。

【按语】乳癖系痰、气、瘀胶结而成，故以理气、化痰、活血为治。梅花点舌丹消散肿毒，疗效卓著。

乳腺导管痉挛症1个月案

夏某，女，27岁。初诊：2016年8月27日。

因"产后32天，乳房哺乳后烧灼疼痛29天"就诊。患者顺产后32天，男婴重3.2kg，产程顺利，母乳喂养。产后3天，母乳喂养后乳房开始烧灼疼痛，呈阵发性、转移性，持续约10分钟，时轻时重。乳痛剧烈时在床上打滚。奶水充盈时疼痛不明显。胃纳可，大小便调。既往史：妊娠糖尿病。生育史：1-0-0-1（剖宫产）。检查：两侧乳房皮色、皮温正常，未触及肿块，腋下未及淋巴结，左侧乳头皲裂。舌尖红，苔薄白，脉缓。

中医诊断：乳痉痛（阴虚络阻），乳头风（婴儿胃热）。

西医诊断：乳腺导管痉挛，乳头皲裂。

治法：养阴通乳。

方药：冬葵子30g，丝瓜络10g，浙贝母10g，竹茹10g，麦冬10g，天花粉12g，白芍15g，炙甘草6g，山慈菇10g，3剂。

另: 丁香10g，研末，外敷左侧乳头。

二诊: 2016年8月30日。乳房烧灼疼痛减半，舌脉如上。

方药: 守上方，加北沙参15g，山海螺30g，生地黄10g，川楝子10g，4剂。

三诊: 2016年9月3日。乳头皲裂已愈，自服鲫鱼汤催乳之后，乳房疼痛复发如前。

方药: 冬葵子30g，丝瓜络10g，竹茹10g，麦冬10g，天花粉15g，生白芍30g，炙甘草9g，山慈菇10g，通草9g，川楝子10g，预知子10g，7剂。

四诊: 2016年9月14日。乳房疼痛减轻，可以忍受。因乳头皲裂，9月7日起使用吸奶器之后乳房无疼痛，乳房内有痒感，未哺乳。9月12日恢复哺乳，乳房疼痛加重，当日晚上服用维生素$B_6$200mg，疼痛减轻；9月13日服用维生素$B_6$150mg。今疼痛轻微。舌脉如上。

方药: 丝瓜络12g，冬葵子20　天花粉15g，生白芍30g，炙甘草9g，通草5g，川楝子10g，僵蚕10g，全蝎6g，7剂。

五诊: 2016年10月6日。电话访问，乳痛已愈。

【按语】乳房是妇女的重要器官，需要气血濡养。首诊患者提及"奶水充盈时疼痛不明显",说明她处于气血不足的现状,需补益气血,缓解乳房疼痛。二诊续加北沙参、山海螺、生地黄以补益气阴。三诊"乳房疼痛复发如前",是因服用补益气血生乳药物外,又自服"鲫鱼汤催乳",致使气血过盛,乳络壅阻之故。故删补增通,疼痛控制。整个治疗过程体现了针对气血不及和太过的及时调整。

乳头瘙痒6年、外阴毛际瘙痒10年案

应某,女,45岁。初诊: 2005年3月19日。

患者乳头瘙痒6年,时发时止,痒剧难耐时常常搔抓至破;外阴毛际瘙痒10多年未愈。月经正常,带下不多,色白,无异味。乳头检查未发现异常,妇科检查仅发现阴道内有少许糊状分泌物。生育史: 2-0-0-2。舌淡红,苔薄白,脉细。

中医诊断: 乳头瘙痒(肝经湿热),外阴瘙痒(肝经湿热)。

治法: 清肝经湿热。

方药: 甘草泻心汤加味。

生甘草9g, 炒黄芩10g, 党参12g, 干姜3g, 炒黄连5g, 大枣6枚, 半夏10g, 白鲜皮12g, 地肤子10g, 苦参10g, 5剂。

二诊: 2005年3月23日。外阴毛际瘙痒,乳头瘙痒,带下如豆腐渣。舌脉如上。

方药: 生甘草9g, 炒黄芩10g, 党参12g, 干姜3g, 炒黄连5g, 大枣6枚, 半夏10g, 白鲜皮15g, 炒黄柏10g, 苦参12g, 龙胆草5g, 土茯苓15g, 蛇床子12g, 5剂。

制霉菌素栓,每日1粒,阴道内置药。克霉唑软膏,局部外抹。

三诊: 2005年3月28日。乳头、毛际瘙痒明显减轻,带下除,时觉胃脘不舒。舌脉如上。

方药: 守上方,加砂仁5g(冲),5剂。

四诊: 2005年4月1日。乳头瘙痒未再发生,外阴毛际部偶尔发痒。舌脉如上。

方药: 生甘草9g, 炒黄芩10g, 党参12g, 干姜3g, 炒黄连5g, 大枣6枚, 半夏10g, 白鲜皮15g, 炒黄柏10g, 苦参12g, 龙胆草6g, 蛇床子12g, 5剂。

五诊: 2005年4月6日。乳头、外阴毛际瘙痒均未再发生。

【按语】乳头与阴部均为肝经所过。《金匮要略》称甘草泻心汤治疗"狐惑之为病……蚀于阴为狐",是清热解毒的方剂。《素问·至真要大论》称:"诸痛痒疮,皆属于心。"属心者,即是火。故以甘草泻心汤加清理湿热药物而取效。

慢性湿疹14年案

张某,女,71岁。初诊:1982年8月16日。

脐腹部患慢性湿疹已14年,面积25cm×15cm大小,病灶边缘呈苔藓样增厚,有渗液、抓痕、色素沉着,瘙痒难忍,夜寐尤甚,伴见精神疲乏、出汗。时值夏季,渗液沾湿单衣,需要经常揭开衣服,唯恐粘住,苦不堪言。舌质偏淡,苔白根腻浊,脉细滑。

中医诊断: 湿疮(湿浊内阻,风热外郁)。

西医诊断: 慢性湿疹。

治法: 渗湿清热,养血搜风,止痒。

方药: 三仁汤加减。

杏仁9g,蔻仁4g(杵冲),赤小豆30g,滑石12g,通草6g,半

夏9g, 蕲蛇10g, 当归6g, 苦参10g, 白鲜皮12g, 蚕沙10g(包),
5剂。

二诊: 1982年8月21日。药后瘙痒减轻,渗液见少。舌质略淡,苔薄而净,脉仍细滑。

方药: 守上方,加蝉蜕5g,或苍术6g。

服药10剂后,诸症痊愈,一年半后随访,未见复发。

【按语】三仁汤是一张宣畅气机、清利湿热的治本之方,加味才是治表之药。

慢性瘾疹2年案

尉某,男,28岁。初诊:2018年2月2日。

因"全身荨麻疹3年余"就诊。患者3年前无明显诱因下发生全身不规则红色斑片,略高于皮肤,瘙痒难忍,可以自行消失。西医皮肤科诊断为"慢性荨麻疹",持续服用"盐酸西替利嗪、伊巴汀片"治疗,症状略有好转,但从未根除。遍访众医,一位专科医师说,你的病程估计时间将持续至60岁方能好;另一位专科医生建议拔除三颗牙齿,消除感染灶来治疗荨麻疹,吓得他立即就跑。其间,荨麻疹经常发作,服药后出现明显脱发。夜寐欠安,胃纳可,二便调。舌淡红,苔薄白,脉左弦右细。

中医诊断: 瘾疹(风郁肌肤)。

西医诊断: 慢性荨麻疹。

治法: 调理营卫,养血活血。

方药: 葛根汤加味。

葛根15g,炙麻黄6g,桂枝6g,炒白芍6g,炙甘草6g,生姜3片,大枣5枚,刺蒺藜15g,蚕沙10g(包),凌霄花12g,何首乌15g,7剂。

二诊: 2018年2月9日。2月6日开始停服所有抗过敏西药,荨麻疹发病明显减轻。舌脉如上。

方药: 葛根汤加味。

葛根15g,炙麻黄6g,桂枝6g,炒白芍6g,炙甘草6g,生姜3片,大枣5枚,刺蒺藜15g,蚕沙15g(包),凌霄花12g,蕲蛇10g,7剂。

三诊: 2018年2月14日。自2月6日起至今,荨麻疹未发作,口干。舌脉如上。

方药: 守上方，加天花粉10g，7剂。

四诊: 2018年2月22日。小便或痛。

方药: 守上方，加地肤子15g，7剂。

2020年7月1日随诊，荨麻疹未复发。

【按语】病程日久，营卫已虚，风郁肌肤。以葛根汤解肌理营卫，刺蒺藜、蚕沙、蕲蛇疏风止痒，凌霄花、何首乌活血养血。

睡眠身体僵直案

沈某，女，29岁。初诊: 2014年1月10日。

2年前，患者无明显诱因下出现寐浅易醒，一晚深睡眠仅1~2小时。近半年凌晨4、5点钟自行醒来，如仰卧，则两下肢僵直，不能屈伸；如侧卧，则不能转身，伴有耳鸣。过一段时间后，出现嗳气泛酸现象，上述症状才逐渐消失。经温州医科大学某附属医院及民间医生诊疗无效。胃纳可，大便软，小便正常。月经周期40天，经量偏少，经色暗红，夹血块，有痛经，经前无乳房胀痛。末次月经2013年12月22日来潮。舌淡红，苔薄白，脉细。

中医诊断: 痉病(痰气阻滞),失寐(心神失养)。

西医诊断: 癔症(分离性木僵),失眠。

治法: 化痰调气,养心安神。

方药: 半夏厚朴汤合甘麦大枣汤加味。

半夏10g, 茯苓10g, 厚朴9g, 苏梗9g, 生姜5片, 小麦30g, 炙甘草6g, 大枣5枚, 远志10g, 石菖蒲10g, 夜交藤30g, 琥珀5g (吞), 7剂。

二诊: 2014年1月20日。上药进3剂,睡眠佳,身体僵直症状消失。舌脉如上。

方药: 守上方,去琥珀,加酸枣仁20g, 7剂。

三诊: 2016年1月12日。2015年11月从外地旅行回家,失眠2个月,晚10~11点钟入睡,次晨1~2点钟自然醒来;常伴耳鸣,全身颤动,打嗝后上述症状好转;或双腿无力,以右腿为著,一夜如此反复发作4~5次,早晨5~6点钟才进入深睡眠。日间精神佳,午睡时多惊醒。舌淡红稍嫩,苔薄白,脉细。

中医诊断: 失寐(心胆气虚)。

西医诊断: 失眠。

治法: 行气化痰,养心安神。

方药: 半夏厚朴汤合十味温胆汤加味。

半夏9g,厚朴9g,茯苓10g,生姜5片,苏叶6g,半夏9g,枳壳10g,陈皮9g,茯苓10g,酸枣仁9g,远志10g,五味子9g,熟地黄12g,党参12g,炙甘草6g,磁石15g,沉香3g(后入),6剂。

四诊: 2016年1月18日。症状如上,其中2天因平卧入睡,头部不自觉向后叩击致醒,腹中有气,矢气多。舌淡红,苔薄白,脉细。

方药: 守上方,加甘松10g,蝉蜕10g,沉香加至5g,7剂。

五诊: 2015年1月27日。上述症状消失,仅半夜醒来嗳气,约持续半小时入睡,便软难解。舌脉如上。

方药: 半夏厚朴汤加味。

半夏9g,厚朴9g,茯苓10g,生姜5片,苏叶6g,苍术10g,沉香5g,降香5g,檀香5g,神曲10g,7剂。

【按语】这是一例瘿症患者,表现为气机阻滞的各种临床症状。治疗上万变不离其宗——行气化痰。

痉挛性斜颈案

李某，女，9岁。初诊：1974年8月3日。

患者不明原因诉右侧颈项酸痛，家人以为落枕，局部贴伤湿膏无效，次日因颈部倾向一侧，举家惶然。经某医院神经科诊断为痉挛性斜颈症。当家属得知该病并无生命危险，又非朝夕所能治愈，因此未经治疗，即返回农村家中。就诊时，患女头颈呈45°角向右侧倾斜，右肩抬高，左肩偏低，二肩峰相差7cm。背面观，自第8胸椎以上的脊椎呈S形弯曲，头向左侧倾斜时有明显阻力。面色少华。舌质稍淡，苔薄白，脉细。

中医诊断：颈痛（血不养筋，虚风内生）。

西医诊断：痉挛性斜颈症。

治法：养血活血，祛风柔络。

方药：四物汤加味。

熟地黄9g，当归9g，白芍9g，川芎1.5g，蝉蜕9g，全蝎9g，蜈蚣9g，2剂。水煎2次分服。嘱先试服1剂。

次日适值台风，未能就诊。

二诊：1974年8月5日。患儿家属称，服上药之后，当晚沉睡甚酣，醒来时一切症状消失，已与正常无殊。检查脊柱无弯曲，头颅端正，二肩峰等高，颈项活动正常。

【按语】颈项酸痛常责之为风，或为外风，或为内风。患者面色少华，舌质稍淡，脉细，非内莫属，故治疗时采取养血活血、祛风柔络法，取效甚捷。

舞蹈病数月案

马某，女，8岁。

在市某医院诊断为舞蹈病，由于所开药物为镇静剂而未敢服用，家长希望能不药而愈，故对其看管、批评、责骂甚严，但症状不见好转，竟达数月。患孩坐姿学习或休息时，常不自觉扭动头颈、上身，用二手臂支撑身体，同时用力外旋，直至某些关节发出响声方罢；时隔不久，又开始重复上述动作。某一次，其父母制止了她的舞蹈样动作，她却因未能完成动作而难过哭闹，使其父母无可奈何。舌质稍红，苔薄白，脉稍细。

西医诊断: 舞蹈病。

治法: 凉血养血, 息风柔络。

方药: 生地黄12g, 白芍10g, 桑寄生12g, 丝瓜络10g, 竹茹10g, 忍冬藤12g, 鸡血藤12g, 蝉蜕9g, 地龙10g, 桑枝10g, 豨莶草10g, 3剂。

药后舞蹈样动作消失, 从此不发。

【按语】中医没有舞蹈病样的病名, 但根据临床表现, 类似于肢体不能自主屈伸的"痉疭"。证属阴血不足, 血虚生热, 热盛化风。治疗宜用凉血养血, 息风柔络之法。

伤寒并发严重精神障碍(百合病)3个月案

陈某, 女, 23岁, 中学数学教师。初诊: 1988年11月14日。

患者8月份患伤寒持续高热昏迷, 经治疗病情控制。住院期间出现精神障碍, 并逐渐加重。就诊时表情迟钝, 惊恐, 易哭多虑, 思维活动障碍, 不能应答提问, 口臭, 盗汗, 口唇干红。舌淡红, 苔薄白, 脉细。

中医诊断: 百合病(心阴虚,痰火盛)。

西医诊断: 伤寒并发严重精神障碍。

治法: 清热养阴,开窍化痰。

方药: 百合地黄汤合甘麦大枣汤加减。

生地黄20g,百合15g,小麦30g,生甘草5g,大枣10枚,黄连3g,黄芩9g,牡丹皮10g,苦参10g,珍珠母20g,菖蒲9g,远志9g,竹茹10g,3剂。

安宫牛黄丸3丸,每日1丸,分2次吞服。

二诊: 1988年11月18日。精神障碍明显好转,盗汗消失,思维活动增强,大便秘结。舌脉如上。

方药: 守上方,去小麦、甘草;加大黄10g(后入),枳壳9g,3剂。

安宫牛黄丸3丸,每日1丸,分2次吞服。

三诊: 1988年11月23日。大便已去,自觉微热,胸痛。舌淡红,苔薄白,脉细。

方药: 小麦30g,甘草9g,大枣10枚,黄连2g,菖蒲9g,远志9g,竹茹10g,黄芩9g,苦参9g,酸枣仁10g,3剂。

多虑平片维持前医之嘱,继续每次50mg,一日3次,口服。

经治后不久,精神及思维障碍消失,恢复教学工作。

【按语】《医宗金鉴·金匮要略注》称："伤寒大病之后，余热未解，百病未和，或平素多思不断，情志不遂，或偶触惊疑，卒临景遇，因而神形俱病，故有如是之现证也。"故主方百合地黄汤合甘麦大枣汤，加用清心化痰开窍之品。

窦性心律过缓心悸4年案

王某，女，37岁。初诊：2018年12月10日。

患者4年前无明显诱因下出现心悸伴头晕，身冷，难以入睡，乏力，反胃，便秘。心电图显示正常，窦性心律，心率60次/分。月经周期23～37天，末次月经2018年11月27日来潮，经量中等，夹血块，无痛经，无腰酸，伴乳胀。舌稍红，苔薄白，脉缓。

中医诊断：心悸（心阳不足，水饮内停）。

西医诊断：窦性心动过缓。

治法：通阳化饮。

方药：桂枝甘草汤合半夏麻黄丸加味。

桂枝6g，炙甘草9g，半夏9g，炙麻黄9g，柏子仁30g，黄酒30mL，7剂。

二诊：2018年12月17日。心悸、头晕除，身冷好转，无反胃，无便秘。心率67次/分。口干，寐浅。舌淡红，苔薄白，脉缓。

方药：守上方，加酸枣仁20g，7剂。

三诊：2018年12月24日。无心悸，心率69次/分，无梦，无反胃，自觉身冷明显好转。舌脉如上。

方药：守上方，桂枝加至12g，半夏加至12g，14剂。

四诊：2019年1月7日。月经2019年12月24日来潮，7天净。心率65次/分，无心悸，身冷消失。舌脉如上。

方药：守上方，加火麻仁15g，7剂。

五诊：2019年1月14日。无心悸，心率72次/分。舌脉如上。

方药：守上方，7剂。

【按语】半夏麻黄丸是《金匮要略》治疗"心下悸"的一张通阳化饮、舒发心阳方；桂枝甘草汤是《伤寒论》治疗"发汗过多，其人叉手自冒心，心下悸欲得按"的一张温通心阳方。加黄酒可以使人兴奋，提高心率，加柏子仁养心安神，润肠通便。

溴隐亭副作用案

夏某，女，33岁。初诊：1987年12月16日。

患者生育后10年，发现两侧乳头挤出少量白色乳汁，无血性分泌物，乳房未扪及肿块。月经周期定，时常头顶部疼痛，或伴有恶心。前医用溴隐亭片，每次2.5mg，每日3次，连服6天之后，出现不能自制运动，站立做气功时无法入静，乱跑而难以自我控制，产生自杀妄念又感惧怕。延诊时已被强迫卧床。症见头痛，恶心，自觉身冷发热交替发作，肢体阵发强痉，畏光。舌淡红，苔薄白，脉细弦。

中医诊断： 狂症（少阳证）。

西医诊断： 药物副作用。

治法： 和解少阳，佐以疏风。

方药： 小柴胡汤加味。

柴胡10g，党参12g，半夏15g，黄芩9g，白芍10g，炙甘草5g，生姜5片，大枣10枚，蔓荆子10g，僵蚕9g，2剂。

进药2剂，上述症状全部消失，改用疏肝养血之剂善后。

【按语】药物副作用产生的一系列症状，我抓住患者出现头痛、恶心、自觉寒热往来、脉细弦等表现，以病发少阳论治，用小柴胡汤加味，一诊而愈。

注射新型冠状病毒疫苗后味觉缺失案

孙某，男，36岁。初诊：2021年7月15日。

患者7月5日注射新型冠状病毒疫苗后，出现味觉缺失情况（吃任何东西都是一个味道）。夜间盗汗明显20余年，偶有腰酸痛不适，胃纳可，夜寐尚安，二便调。舌淡红，苔薄白，脉细。

证型：脾肾气虚。

治法：健脾补肾，固表止汗。

方药：生黄芪15g，白术12g，防风6g，桑叶12g，芡实30g，金樱子30g，山茱萸10g，麻黄根10g，牡蛎30g，7剂。

另：五倍子5g，7剂，研粉敷脐。

二诊：2021年7月22日，盗汗已除，味觉恢复。

注射新型冠状病毒疫苗后听力下降案

刘某，女，42岁。初诊：2021年6月22日。

患者2021年4月7日注射第1针新型冠状病毒疫苗后出现耳鸣、鼻塞、咽痛等症，持续7天。现仍有轻微耳鸣，听力下降，伴不适感。末次月经2021年6月15～20日，量中，色较暗。纳可，寐尚安，二便调。舌淡红，苔薄白，脉细。

中医诊断： 耳鸣（清阳下陷）。

治则： 益气升阳，祛风胜湿。

方药： 生黄芪15g，党参15g，升麻6g，柴胡6g，葛根10g，藁本6g，炙甘草6g，防风6g，磁石15g，菖蒲9g，白芷5g，山海螺20g，7剂。

二诊： 2021年7月3日。耳鸣几愈，乳胀。舌脉如上。

方药： 黄芪逍遥散加减。

生黄芪15g，当归9g，炒白芍10g，柴胡10g，茯苓10g，甘草5g，薄荷3g，炒白术10g，香附6g，八月札10g，郁金10g，白蒺藜10g，7剂。

注射新型冠状病毒疫苗后胸闷、气短、耳压增高、眼前发黑案

倪某，女，38岁。初诊：2021年7月29日。

因"注射新型冠状病毒疫苗后出现胸闷气短、耳压增高、眼前发黑"就诊。患者于7月17日注射新型冠状病毒疫苗次日出现胸闷、气短、耳压增高、眼前发黑至今，胃胀，无怕冷。舌淡红，苔薄白，脉细。

中医诊断：胸中大气下陷（气虚）。

西医诊断：新型冠状病毒疫苗副作用。

治法：补气升阳，活血行气。

方药：补中益气汤合丹参饮。

黄芪30g，党参15g，炒白术10g，当归6g，升麻5g，陈皮6g，柴胡5g，炙甘草6g，丹参10g，砂仁5g，檀香3g，7剂。

二诊：2021年7月31日。药后无胸闷气短，无眼前发黑，无耳压增高，头微胀。末次月经7月30日来潮，经量少，色黑，小血块。腹部筋吊感。

方药：调冲汤加续断12g，7剂。

不明原因外阴出血1个月案

戴某，女，31岁。初诊：2013年12月17日。

患者平素月经规律周期29～32天，经期5～6天。末次月经2013年12月2日来潮，经量中等，经色红，无血块，轻微痛经（平素无痛经史）；腰痛，无乳房胀痛。1个月前无明显诱因出现用力排便即外阴少量出血，血色鲜红，下腹偶有不适。纳佳，寐安，大便秘结、日解1次，小便正常。今日带下量多，呈黄绿色，无异味。既往史：混合痔。生育史：1-0-4-1（剖宫产），放置节育环。2013年12月9日B超检查：宫体三径之和16.4cm，子宫内膜厚度6.3mm，左侧卵巢31mm×23mm×18mm，右侧卵巢32mm×22mm×17mm。妇科检查：外阴无殊，阴道通畅，分泌物中等量，色白；宫颈光滑；宫体后位，质地中等，略大，活动，无压痛；两侧附件无压痛。妇检并未发现外阴有血迹，立即嘱患者如厕，见到外阴血迹，肛门及阴道内无血迹。请患者再次如厕时，用卫生纸放置尿道口及阴道口，见卫生纸上有3cm×3cm的血印，又仔细检查外阴，未找到任何出血点。建议膀胱镜进一步检查，排除尿道出血可能。舌淡红，苔薄白，脉细。

中医诊断: 漏下(阴虚血热)。

西医诊断: 外阴出血待查。

治法: 滋阴凉血止血。

方药: 龟甲胶10g(烊冲),旱莲草50g,女贞子15g,白茅根30g,藕节30g,侧柏10g,大蓟15g,小蓟15g,琥珀5g(冲服),蒲黄10g,7剂。

二诊: 2013年12月26日。2013年12月20日膀胱镜检查未见明显异常。外阴出血净已6天。其丈夫今日陪同就诊,称曾目睹爱人努责后阴唇联合处出血并用手机拍摄,但就诊前已删除照片。今胃脘不适。舌脉如上。

方药: 龟甲胶10g(烊冲),旱莲草50g,女贞子15g,白茅根30g,藕节30g,琥珀5g(冲服),侧柏10g,大蓟15g,小蓟15g,蒲黄10g,佛手10g,甘松10g,7剂。

三诊: 2014年1月2日。外阴未再见到出血。

【按语】根据患者外阴出血发生于便秘努责之后,血色鲜红,辨证为阴虚血热。用龟甲胶、旱莲草、女贞子养阴凉血止血,白茅根、藕节、侧柏、大小蓟清热止血，琥珀、蒲黄化瘀止血，疗效显著。

针刺治疗失明3年案

李某，男，71岁。初诊：1971年12月20日。诊疗地点：黑龙江省七台河特区东风公社万龙一队。

患者为远近闻名的手艺木匠，因视力急剧减退赋闲在家3年。曾服用中药无效，反致牙痛。西医建议手术治疗，未接受。就诊时几乎失明，0.5m之内仅见人影，2m之内看不清热水瓶，只发现热水瓶露出的瓶颈部是白花花的。自称年老时动过3次手术，气血大亏，性情暴躁。两目外观无殊。手拄拐杖，由孙子携来就诊。舌稍红，苔薄白，脉弦。

中医诊断：内障。

针刺双侧翳明、太阳穴，留针30分钟，平补平泻。翳明针感自耳下至目，如凉风吹过状，随手法而至；太阳针感半侧头麻木。针后当即测试，4.6m内（因为我的住房仅有如此宽度）能够看清他人的五官，患者欣喜万分。

二诊: 1971年12月21日。取穴同上,手法如前。加针刺上星穴,留针,手法如上。针毕眼皮沉坠、眼睛发热症状消失,4.6m内能辨清手指,原先看不清楚的热水瓶已经看得一清二楚了。

三诊: 1971年12月24日。针刺双侧翳明、合谷穴,留针30分钟,平补平泻。针后按摩合谷、攒竹、鱼尾、阳白、四白、角孙穴。按摩后眼球不再死滞难动,可以正常转动。

四诊: 1971年12月25日。针刺双侧翳明、太阳、少泽穴,留针30分钟,平补平泻。按摩同上。

五诊: 1971年12月26日。视力保持不变,内眦刺痒。针刺双侧翳明穴,留针30分钟,平补平泻。按摩合谷、阳白、太阳、角孙穴;头颞痛,加按摩下关、印堂穴。按摩完毕,眼球转动灵活度恢复正常。

六诊: 1971年12月28日。针刺双侧翳明、太阳穴,留针30分钟,平补平泻。

七诊: 1971年12月29日。在两耳郭的眼部发现明显压痛。针刺双眼区。按摩同上。

八诊: 1971年12月30日。视力又有较大幅度提高,两眼无发热感觉。针刺双翳明、太阳,左足光明穴,留针30分钟,平补平泻。

九诊： 1972年1月1日。针刺双侧翳明、太阳穴，留针30分钟，平补平泻。

十诊： 1972年1月2日。按摩同上。

十一诊： 1972年1月3日。针刺同12月30日，换右侧光明穴，留针30分钟，平补平泻。

十二诊： 1972年1月4日。针双耳眼区，按摩同上。

十三诊： 1972年1月5日。针刺同上。

十四诊： 1972年1月8日。针刺双侧足光明穴，留针30分钟，平补平泻。

十五诊： 1972年1月9日。针刺双侧翳明、太阳穴，留针30分钟，平补平泻。针刺双侧耳之眼区。

十六诊： 1972年1月10日。针刺同上。自诉每次针刺，视力越来越好，可以指认出报纸上的3号字体，在月夜里可以数清空中的电线。已经弃杖，每天背手在生产队里面转悠。

【按语】言痼疾不可愈者，未得其法也。

身冷5年案

吴某，女，54岁。初诊：2021年5月20日。

因"畏寒5年"就诊。患者2005年于5个月内分别行人流术、生化妊娠各1次，流产后调护失当，受风后出现乏力不适。2016年6月，因脚部外伤累及腰椎，牵引过程中因空调受寒，后因在外地病情加剧。2018年，三伏天艾灸后汗出，自觉畏寒减轻八成。刻下自觉呼吸困难，吸气时尤著，头昏蒙，在空调房中全身畏寒，以腰骶、胃脘为著，雨天不能外出，外出则觉足部有风进入体内。胃纳一般，寐浅，排便困难、每日一解、质中。2017年，发现大鱼际处肌肉凹陷萎缩，否认其他慢性病史。否认药敏史。生育史：1-0-1-1。2017年9月绝经，绝经后无异常阴道出血。舌淡红，苔薄白，脉细。

中医诊断：身冷（卫阳虚弱）。

治法：调和营卫，温阳益气。

方药：桂枝附子汤加味。

桂枝15g，炒白芍6g，炙甘草6g，生姜5片，大枣5枚，附子5g，生黄芪15g，狗脊12g，7剂。

二诊：2021年5月27日。药后呼吸顺畅，吸气正常，前胸及后背冷，似受风感，身冷减轻。舌脉如上。

方药：守上方，附子加至9g，桂枝减至12g，7剂。

三诊: 2021年6月3日。前胸及后背微冷,受风感除,身冷减轻,夜晚可穿短袖,盖薄被,呼吸深度较前加深,二便调。舌脉如上。

方药: 守上方,去狗脊,附子加至12g,桂枝加至15g,7剂。

四诊: 2021年6月10日。身冷较前继续减轻。

方药: 守上方,加别直参6g(调冲),7剂。

五诊: 2021年6月17日。身冷续减,二便调。舌脉如上。

方药: 守上方,附子加至15g,7剂。

六诊: 2021年6月28日。前胸及后背冷感消失,于空调房中腰部受风感已消失,二便正常,自行艾灸治疗。

方药: 守上方,7剂。

【按语】《伤寒论》云:"太阳病,发汗,遂漏不止,其人恶风,小便难,四肢微急,难以屈伸者,桂枝加附子汤主之。"指出了阳虚液脱之病因、症状及治方。

夜间身冷30年、穿棉盖被睡觉2年案

徐某,男,64岁。初诊: 2021年6月1日。

因"夜间身冷30余年，加重2年"就诊。患者30余年前因出差东北，吃雪、睡湿席后开始出现夜间2点背部及腰部寒冷疼痛明显，影响睡眠，冲热水澡后可入睡；夏季不能开空调，也不能开风扇，仍需盖棉被。近2年症状加重，需穿棉衣棉裤、加盖厚棉被入睡，汗出后舒服。日间无怕冷，有适当运动，每天步行10000步，但出汗较难。纳便可。面色红润，行动如常。血脂高，2019年行冠状动脉搭桥术，现服波利维片、阿司匹林片、马来酸依那普利片、二甲双胍片、立普妥片。每日饮水两热水瓶以上。身冷症状曾至温州医学院附属一院、二院就诊，治疗无效。舌淡红，苔薄白，脉濡。

中医诊断：夜间身冷（寒饮停留）。

治法：温化寒湿，祛湿止痛。

方药：苓桂术甘汤合麻杏薏甘汤合肾着汤。

茯苓皮15g，桂枝6g，炒白术10g，甘草6g，蜜麻黄5g，杏仁10g，薏苡仁20g，干姜6g，7剂。

吩咐患者减少饮水量，至口渴时才少许饮水。

二诊：2021年6月10日。服药2剂后，自觉身体轻松，背冷改善，纳寐可，二便调，日饮水量减少。舌脉如上。

方药: 守上方, 加猪苓12g, 7剂。

三诊: 2021年6月17日。日饮水2杯, 出汗舒服, 腰背冷十分去其五分, 腰痛减轻。

方药: 守上方, 干姜加至9g, 7剂。

四诊: 2021年6月24日。睡觉可脱除棉衣棉裤已1周, 其疾十去其七八。日饮水两杯, 纳便正常。

方药: 守6月1日方, 加淡附片10g, 7剂。

五诊: 2021年7月1日。身冷、腰痛均已除, 有出汗, 饮水量维持正常。舌淡红, 苔薄白, 脉细。

方药: 守上方, 7剂。

• 阳痿、性交呕吐1年案

黄某, 男, 25岁。初诊: 2005年1月20日。

患者婚后1年, 身体魁梧, 怕冷, 时觉疲乏, 性交时阴茎勃起困难, 射精量少, 时常出现性交后呕吐(认为双方的分泌物脏秽); 胃纳可, 二便调, 无烟酒嗜好。舌淡红, 苔薄白, 脉细。

中医诊断: 交接呕吐(胃气上逆), 阳痿(肾阳不足)。

治法: 补益肾阳。

方药: 肾气丸加减。

肉桂5g, 淡附片12g, 熟地黄12g, 山茱萸12g, 怀山药15g, 枸杞子12g, 鹿角胶10g (烊冲), 菟丝子12g, 杜仲12g, 当归9g, 锁阳12g, 阳起石15g, 露蜂房12g, 蛇床子15g, 7剂。

二诊: 2005年2月1日。自觉阳痿症状改善, 舌脉如上。

方药: 守上方, 淡附片改至15g, 加半夏10g, 14剂。

二诊: 2005年2月18日。性交呕吐消失, 倦怠。精液检查示液化时间60分钟 (正常为30分钟), a级精子5.26%, d级精子77.19%, 精子活率22.81%。

方药: 熟地黄12g, 山茱萸12g, 怀山药15g, 枸杞子12g, 鹿角胶10g (烊冲), 菟丝子12g, 杜仲12g, 当归9g, 肉桂5g, 淡附片18g, 半夏12g, 三棱15g, 莪术15g, 牡蛎30g, 海藻20g, 7剂。

三诊: 2005年2月25日。性交呕吐未再发生, 阴茎勃起已经正常, 但性交开始时即觉有小便溢出。舌淡红, 苔薄白, 脉缓。

方药: 熟地黄12g, 山茱萸12g, 怀山药15g, 枸杞子12g, 鹿角胶10g (烊冲), 菟丝子12g, 杜仲12g, 当归9g, 肉桂5g, 淡附片21g, 半夏12g, 莲须15g, 芡实20g, 三棱15g, 莪术15g, 7剂。

四诊: 2005年3月23日。性交呕吐未再发生, 余候如上。舌脉如上。

方药： 守上方，加鳖甲15g，7剂。

五诊： 2005年3月30日。性交呕吐未再发生，又见阳痿。舌脉如上。

方药： 守2月25日方，续进7剂。

复方玄驹胶囊，每次2粒，每日3次，吞服。

药后阳痿已举，性事恢复正常。

射尿症案

张某，男，32岁。初诊：1993年1月11日。

患者婚后1年8个月，性欲淡漠，性交时阴茎可以勃起，亦有快感，阴茎有抽动感，性交可以持续10钟，但不能射精，而每次都有遗尿现象。面色萎黄，身冷，动易出汗，腰痛。舌淡红，苔薄白，脉细软。

中医诊断： 交接遗尿（肾阳虚）。

西医诊断： 射尿症。

治法： 温肾固涩。

方药: 天雄散加减。

淡附片10g, 白术10g, 桂枝6g, 生黄芪20g, 桑螵蛸15g, 覆盆子30g, 益智仁12g, 山药30g, 菟丝子20g, 巴戟肉12g, 淫羊藿15g, 仙茅6g, 3剂。

二诊: 1994年1月22日。出汗、身冷消失, 性交时遗尿、腰痛现象也消失。舌脉如上。

方药: 守上方, 淡附片加至15g, 加仙茅10g, 3剂。

三诊: 2004年2月16日。性交时遗尿1次, 易出汗。舌淡红, 苔薄白, 脉细。

方药: 守1月11日方, 加煅牡蛎20g, 5剂。

四诊: 2004年2月24日。性交遗尿未再发生, 但不能射精。舌脉如上。

方药: 淡附片15g, 桂枝6g, 牡蛎20g, 白术10g, 炮山甲8g, 桃仁10g, 丹参15g, 山药20g, 菟丝子15g, 覆盆子12g, 急性子15g, 5剂。

五诊: 2004年3月9日。易出汗, 舌脉如上。

方药: 守上方, 淡附片加至20g, 菟丝子加至20g, 另加巴戟肉12g, 5剂。

经过一段时间的中药调理, 性交时可以正常射精, 之后生育一女孩。

【按语】不射精而射尿，古代文献无此记载。患者摄尿无权，精关不开，前者纯由肾气虚弱引起，后者除了上述因素之外，尚有瘀血阻滞的因素。